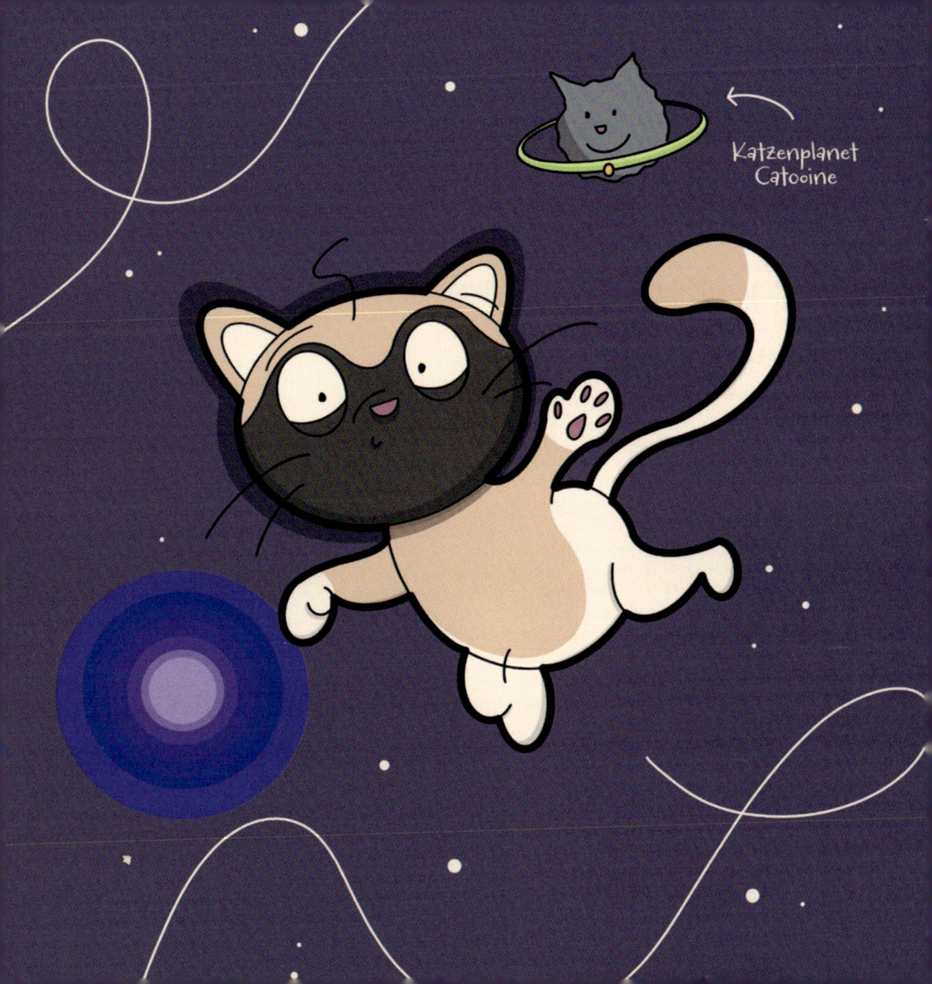
Katzenplanet
Catooine

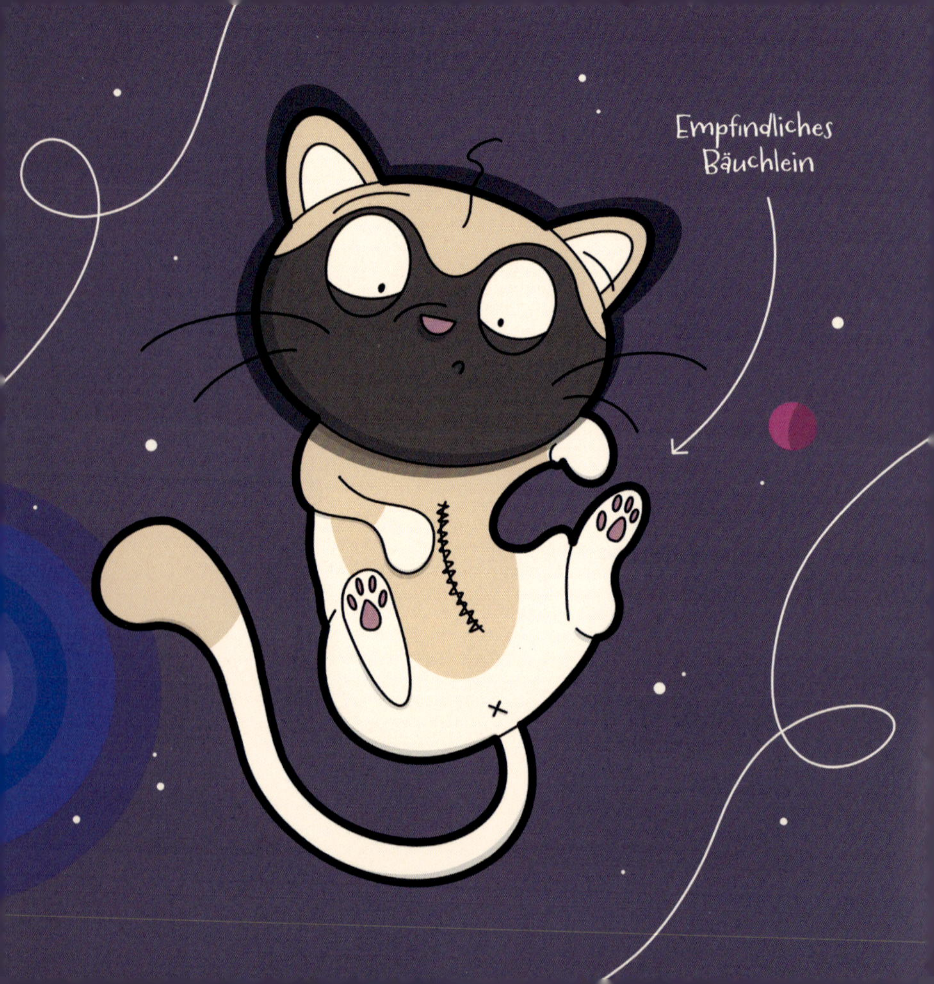
Empfindliches
Bäuchlein

Sie tragen kuschelige RAUMANZÜGE.

Die gibt es in allen Formen und ...

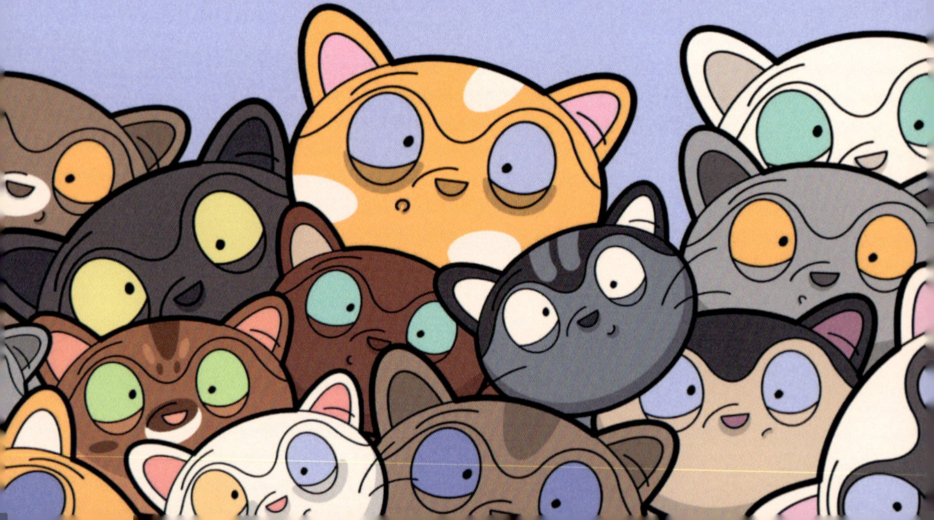

… FARBEN.

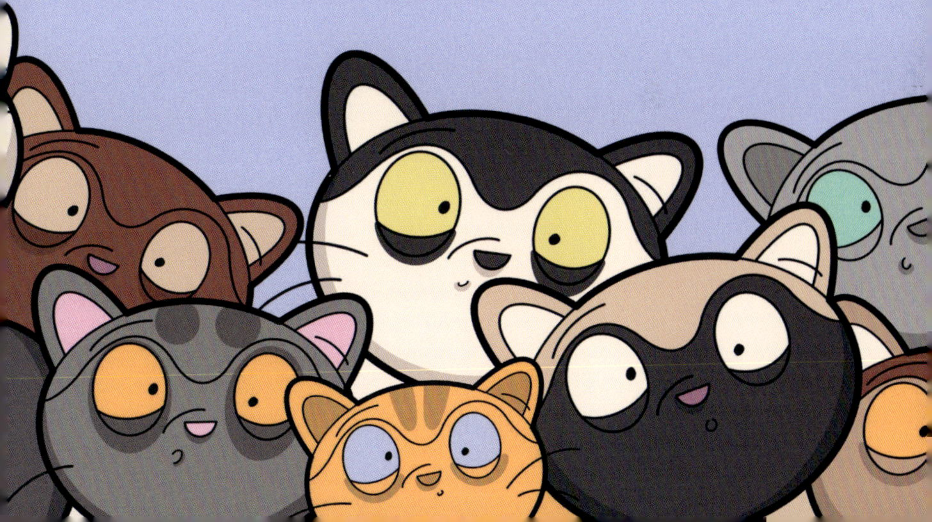

Sie landen urplötzlich
in deinem LEBEN.

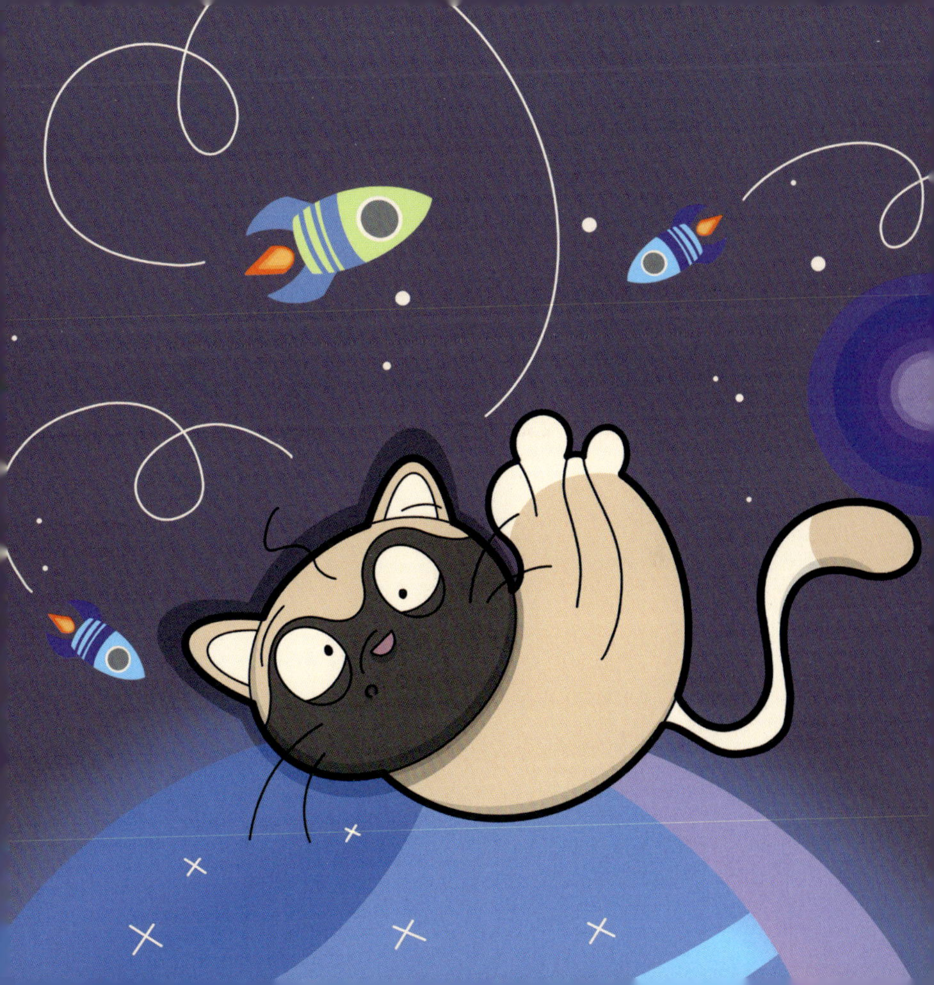

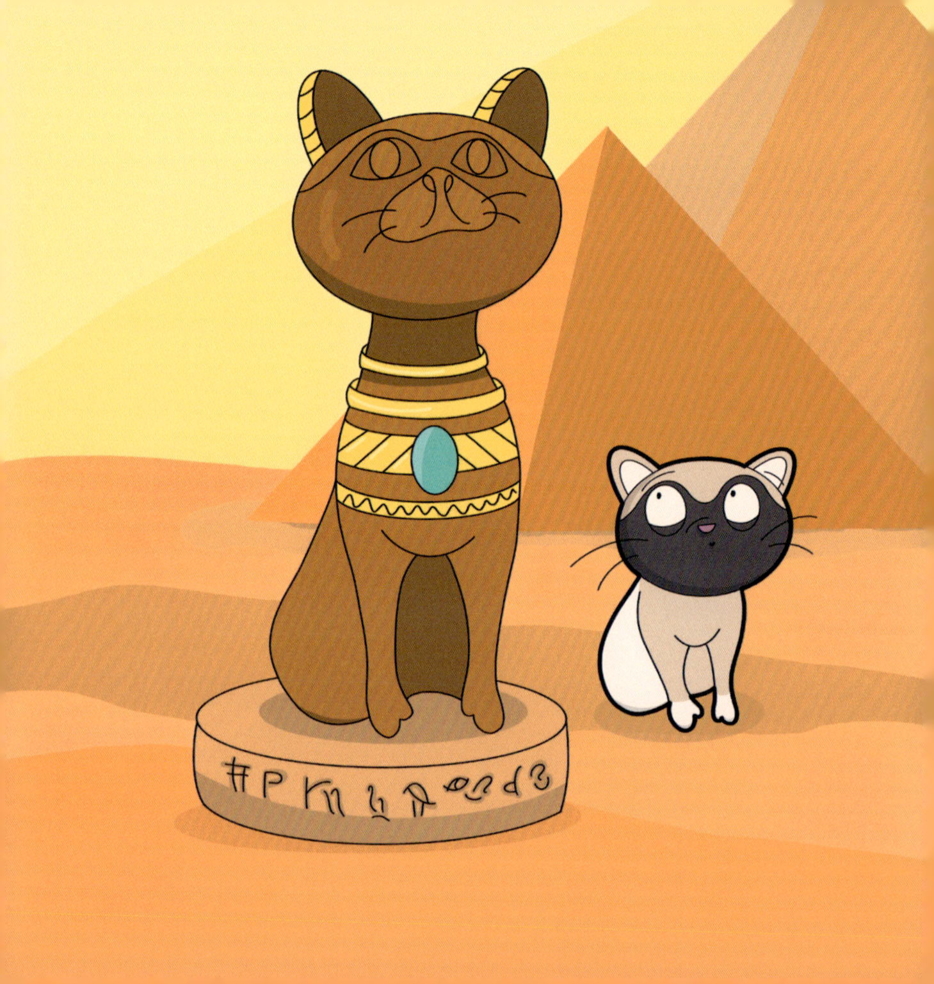

Sie wurden schon in ÄGYPTEN verehrt.

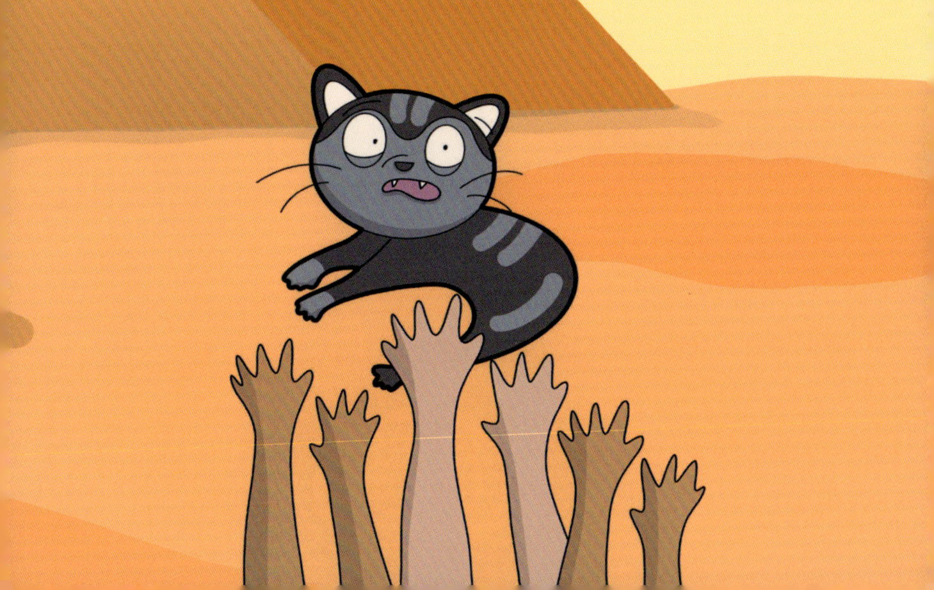

Sie wollen immerzu

KUSCHELN.

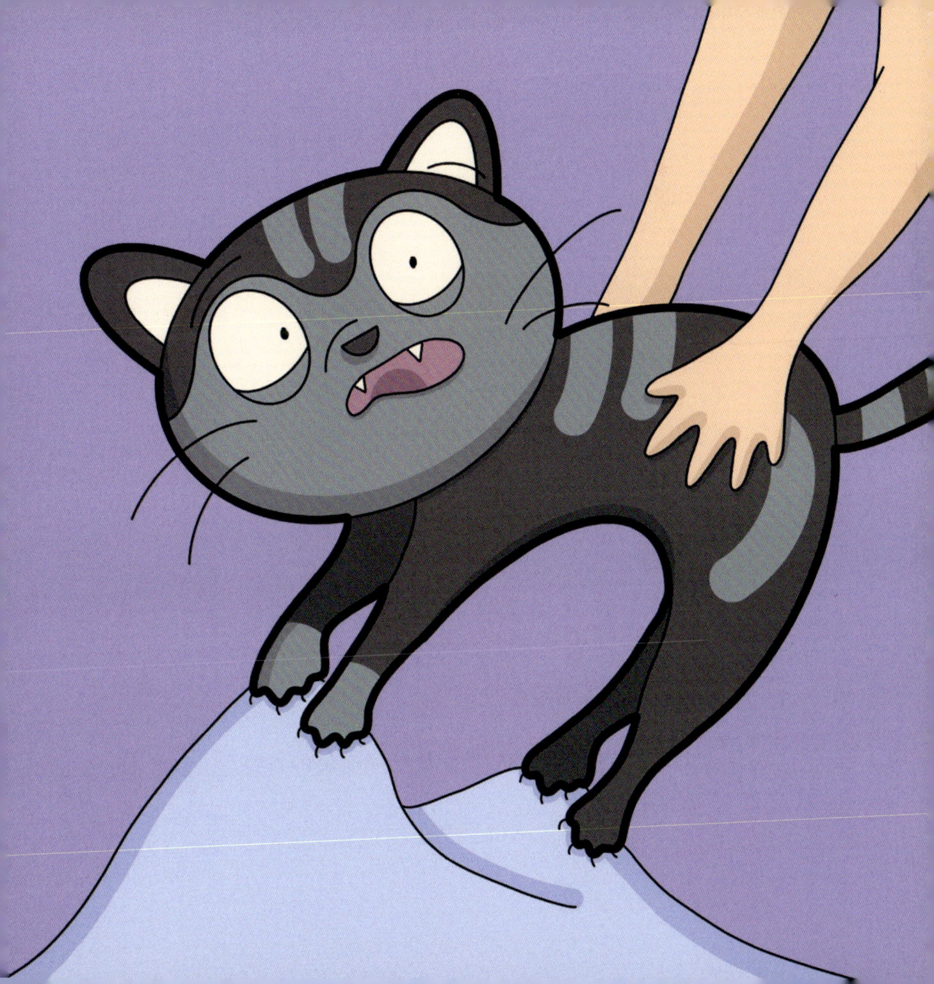

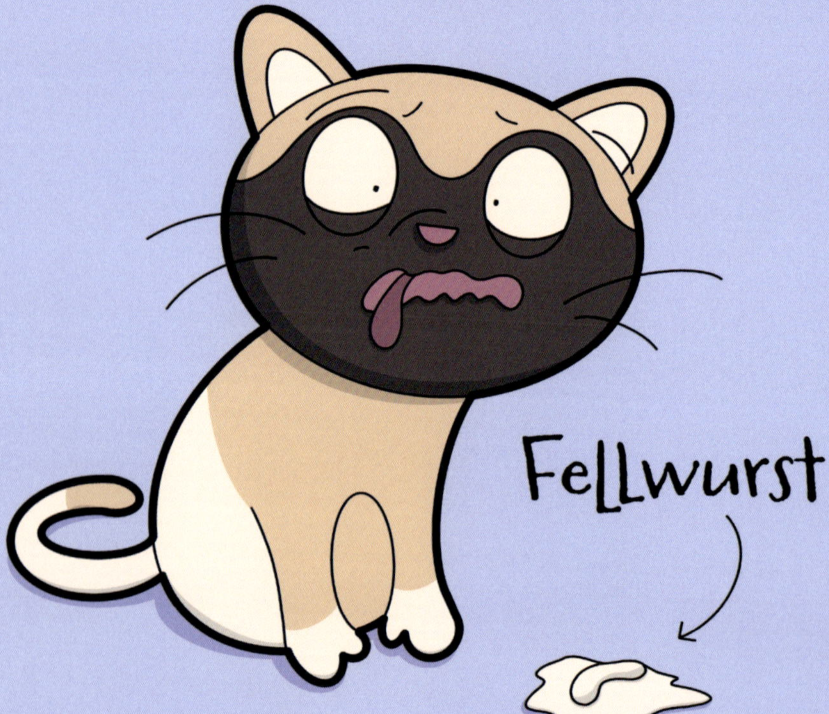
Fellwurst

Sie machen dir
schöne GESCHENKE.

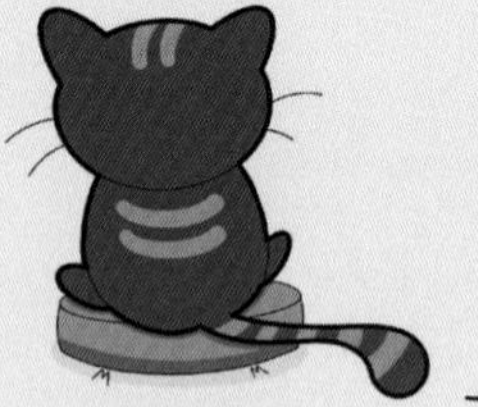

Sie helfen im HAUSHALT mit.

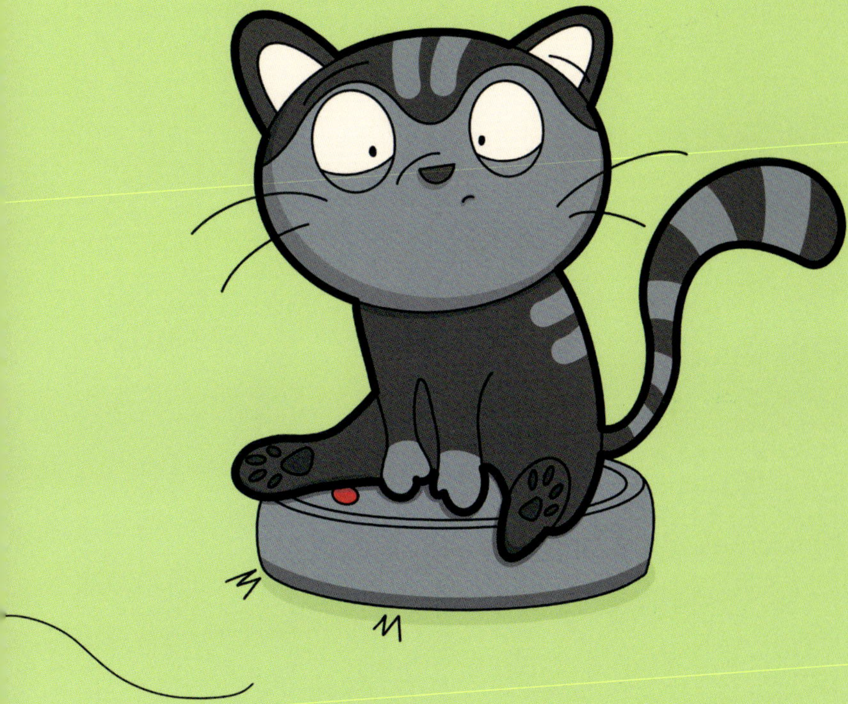

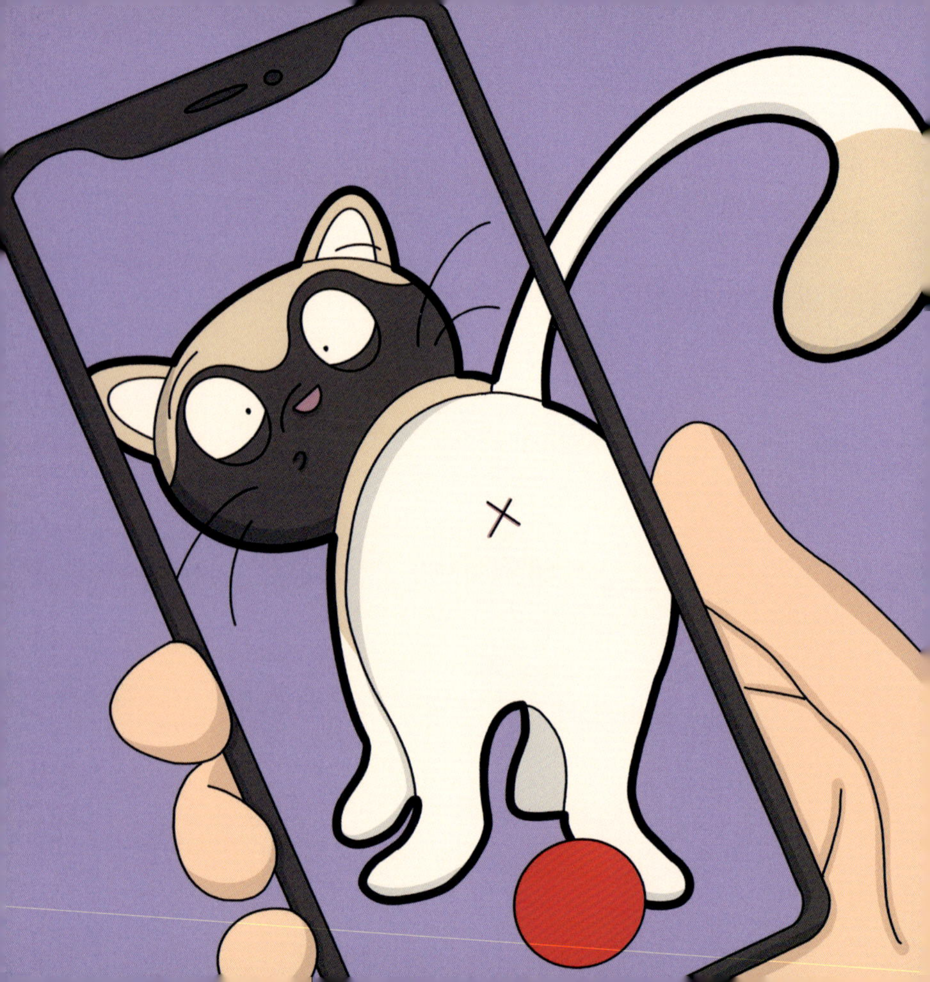

Sie lassen sich prima
in SZENE setzen.

Sie sind total UNAUFDRINGLICH.

Kraulen. Jetzt.

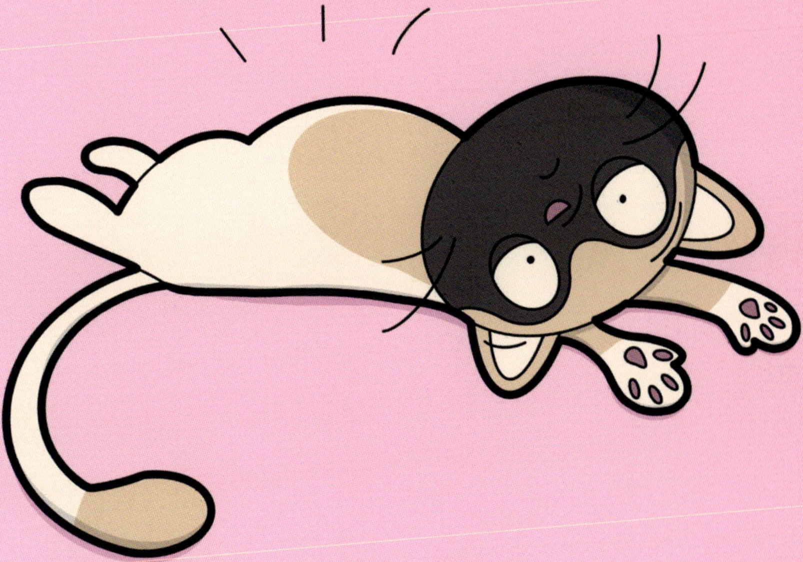

Sie hängen gern MIT DIR rum.

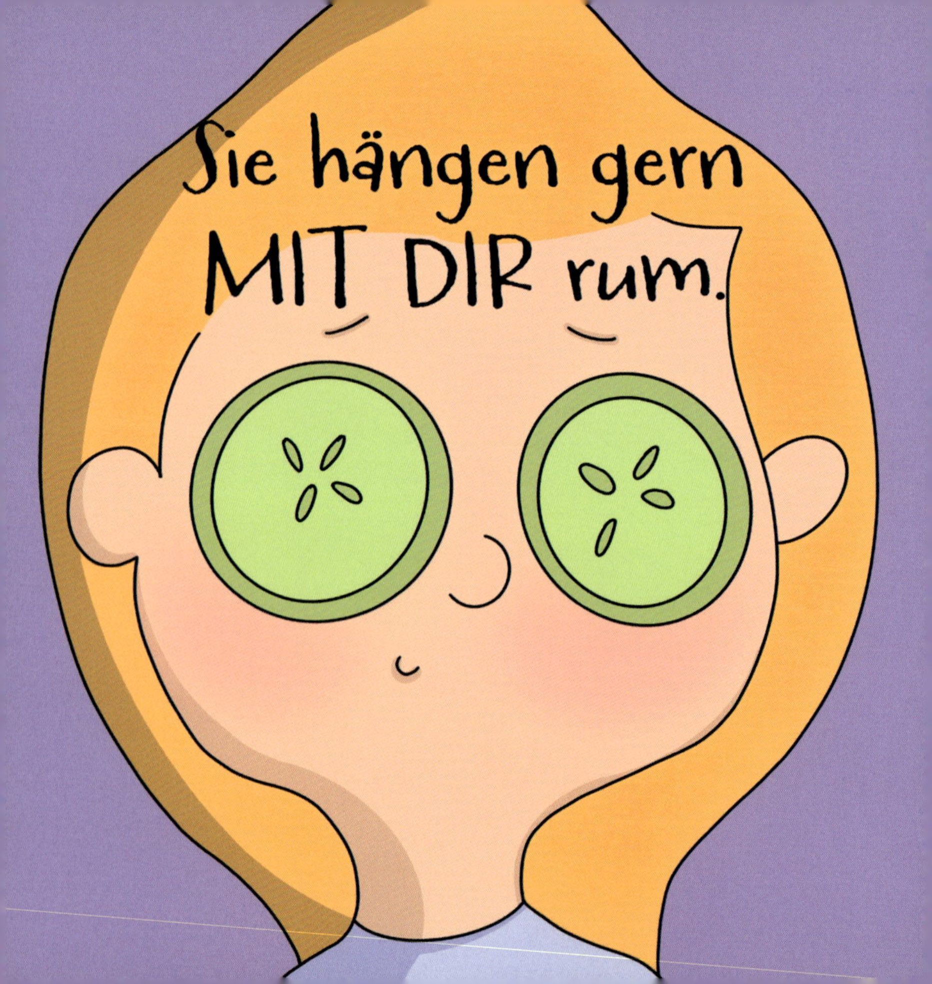

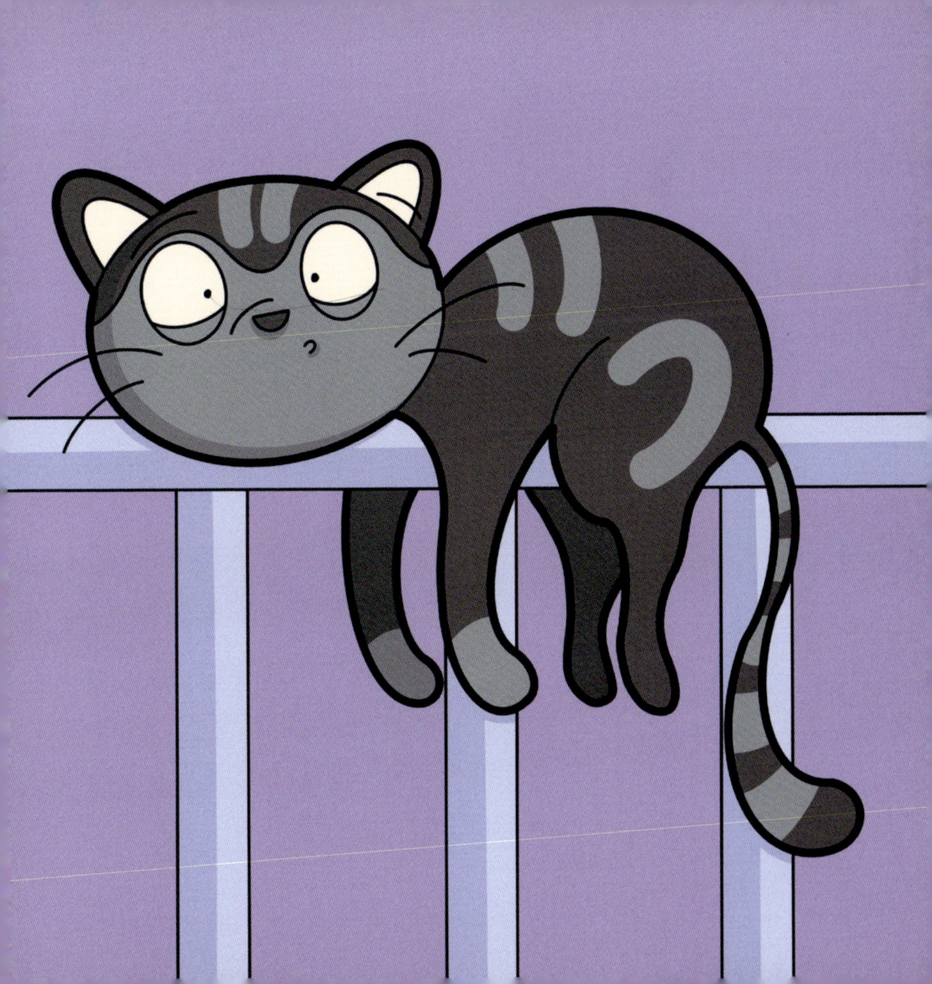

Sie haben immer
ZEIT für dich.

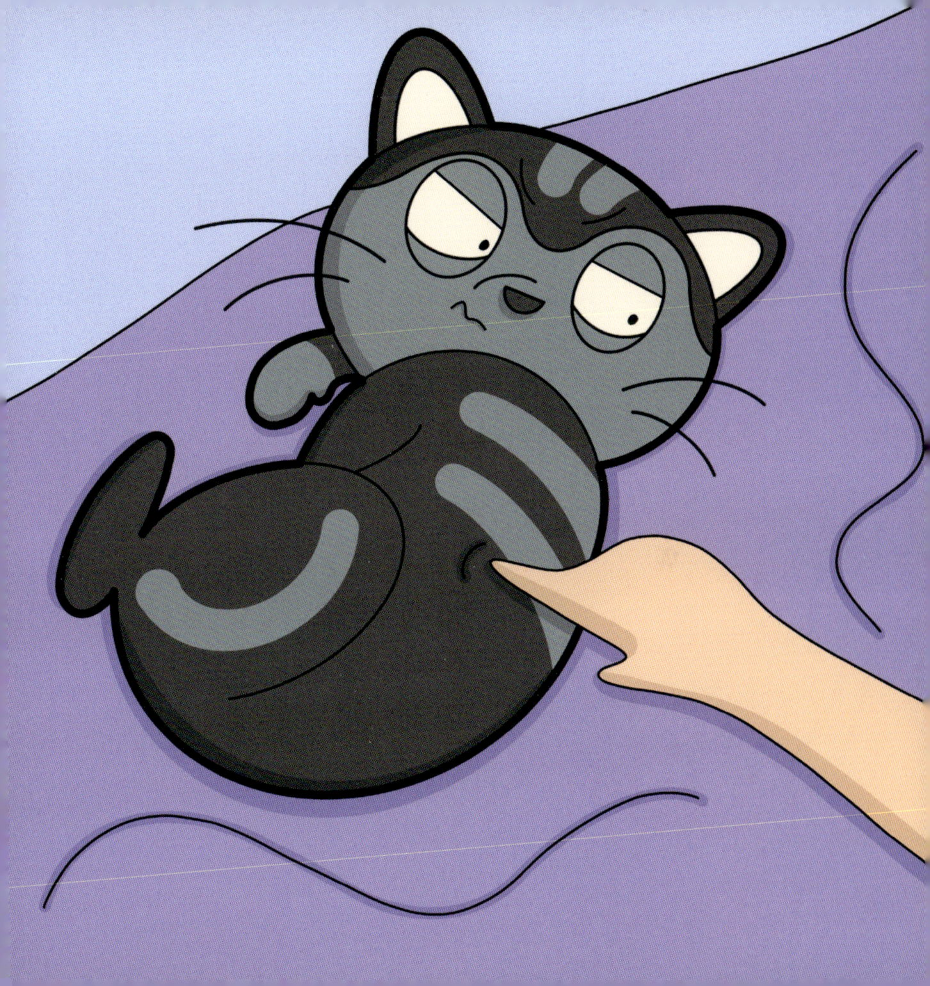

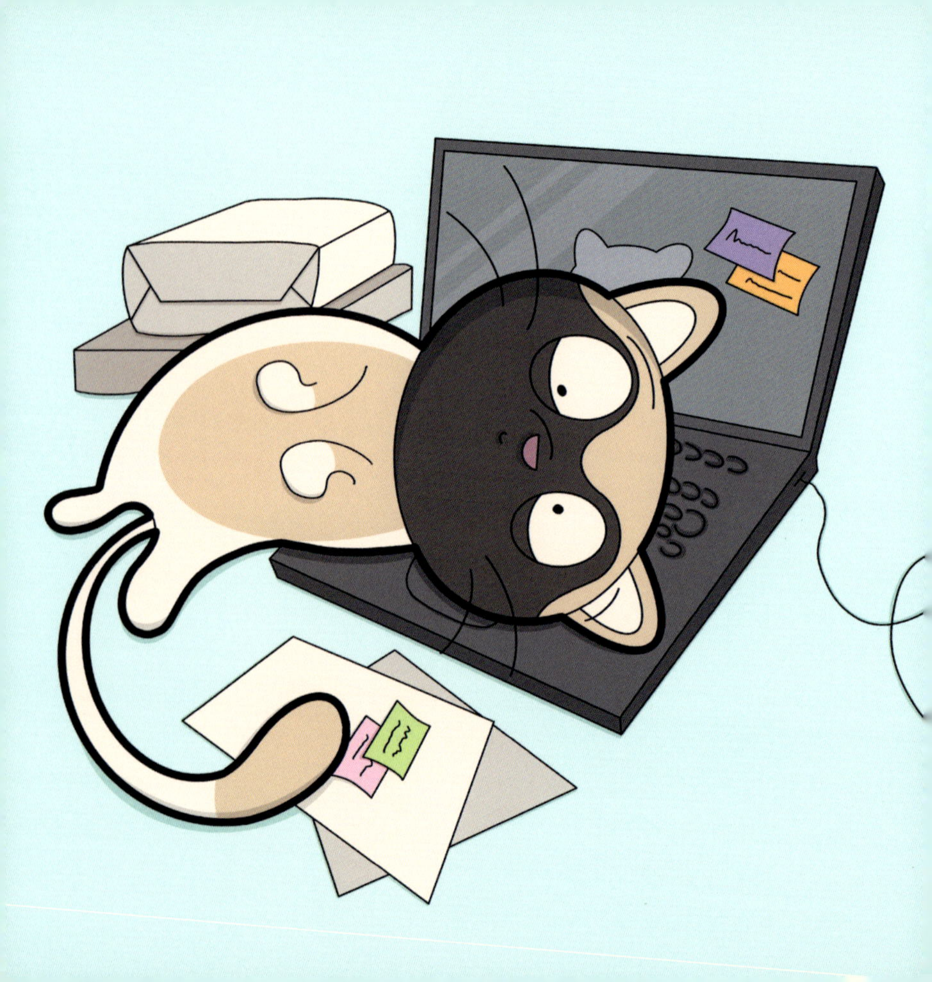

Sie sorgen für eine gute Work-LIFE-Balance.

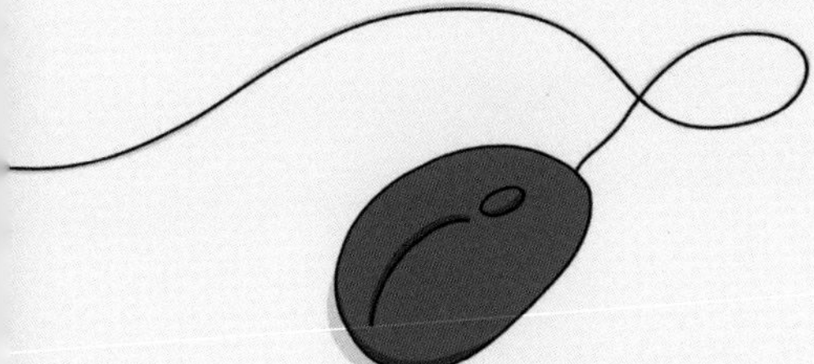

Sie verpassen keine Folge auf CATFLIX.

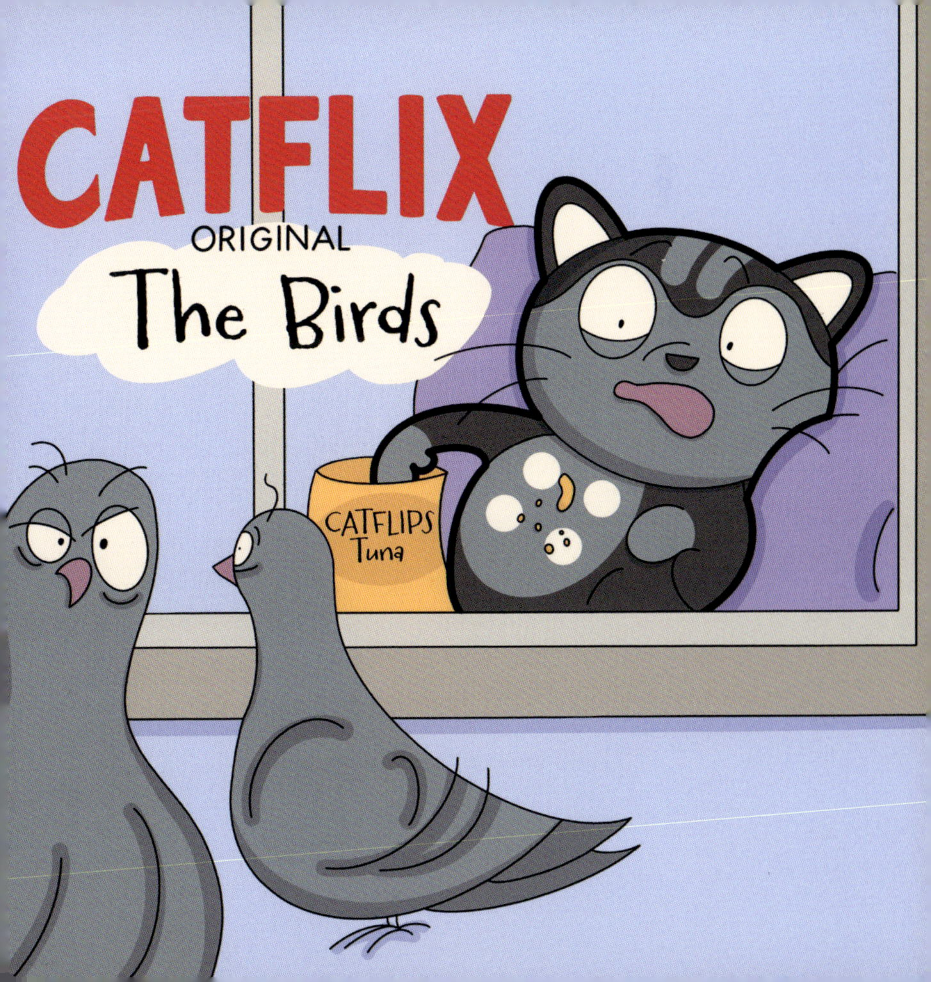
CATFLIX
ORIGINAL
The Birds
CATFLIPS
Tuna

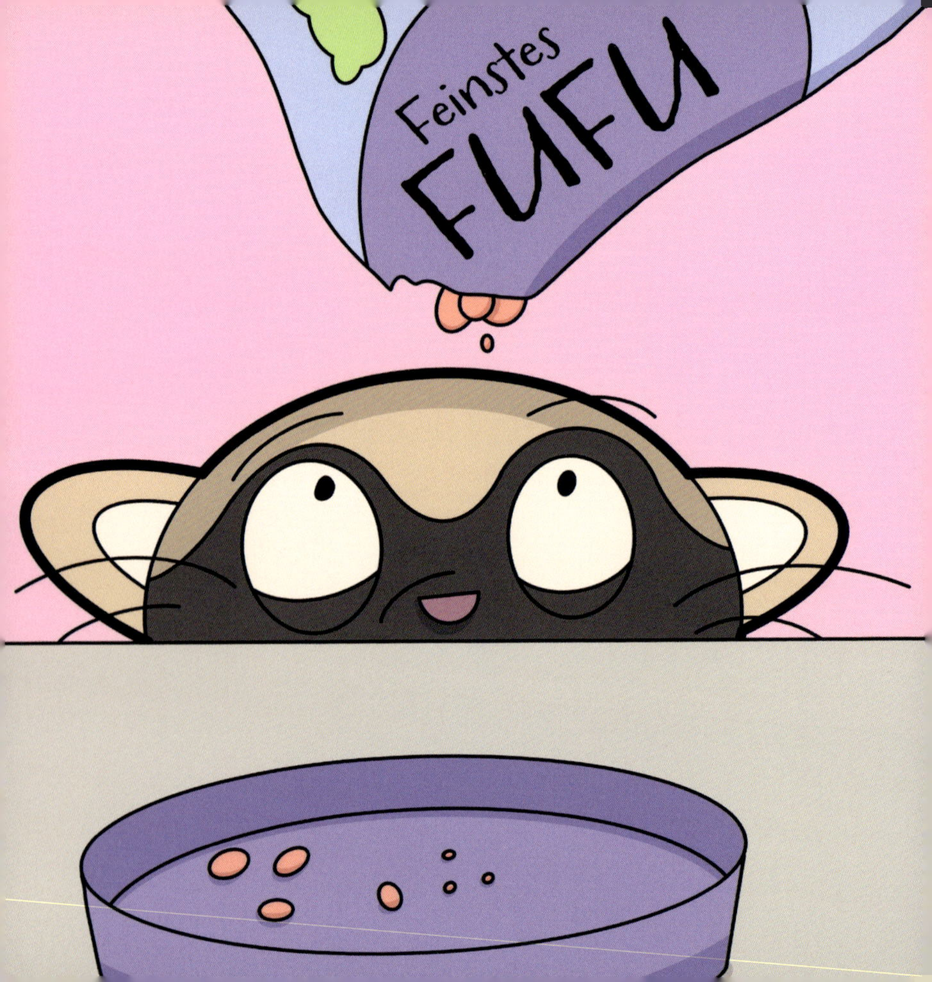
Feinstes
FUFU

Sie lieben ihr
FUTTER.

Und deins GENAUSO.

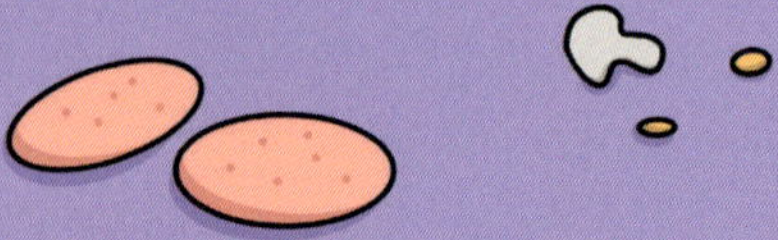

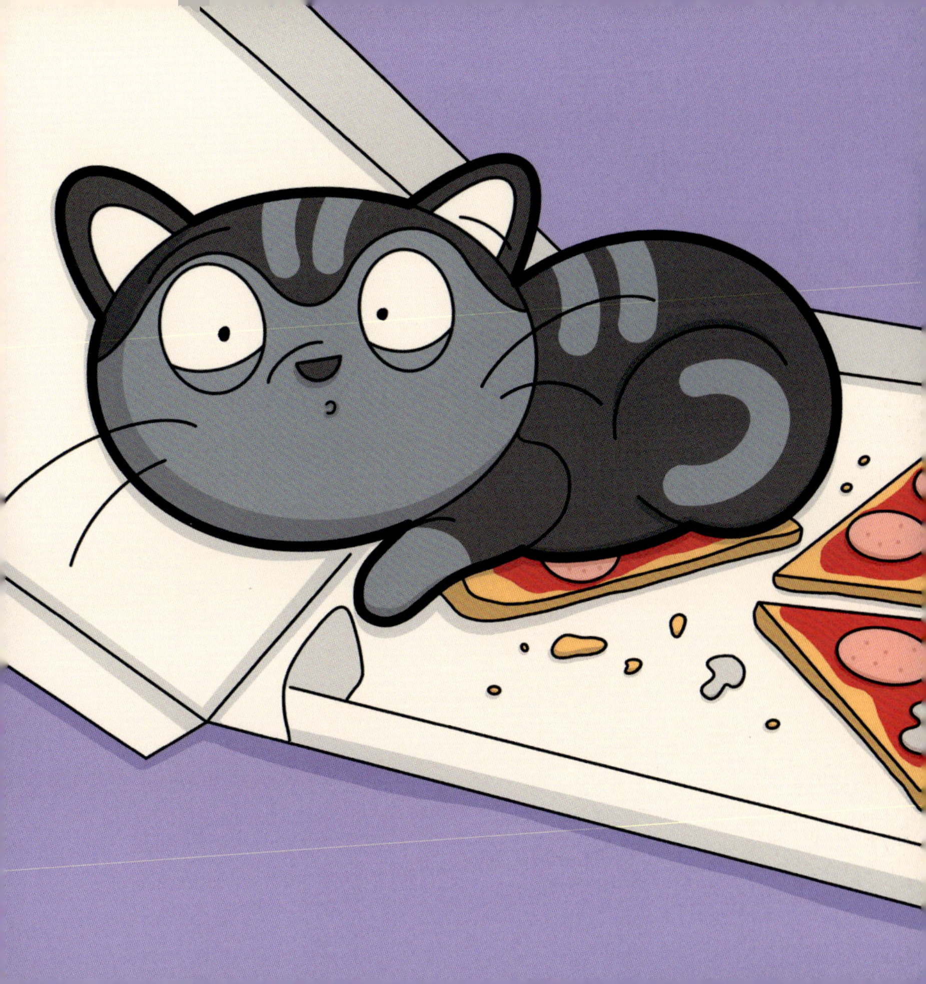

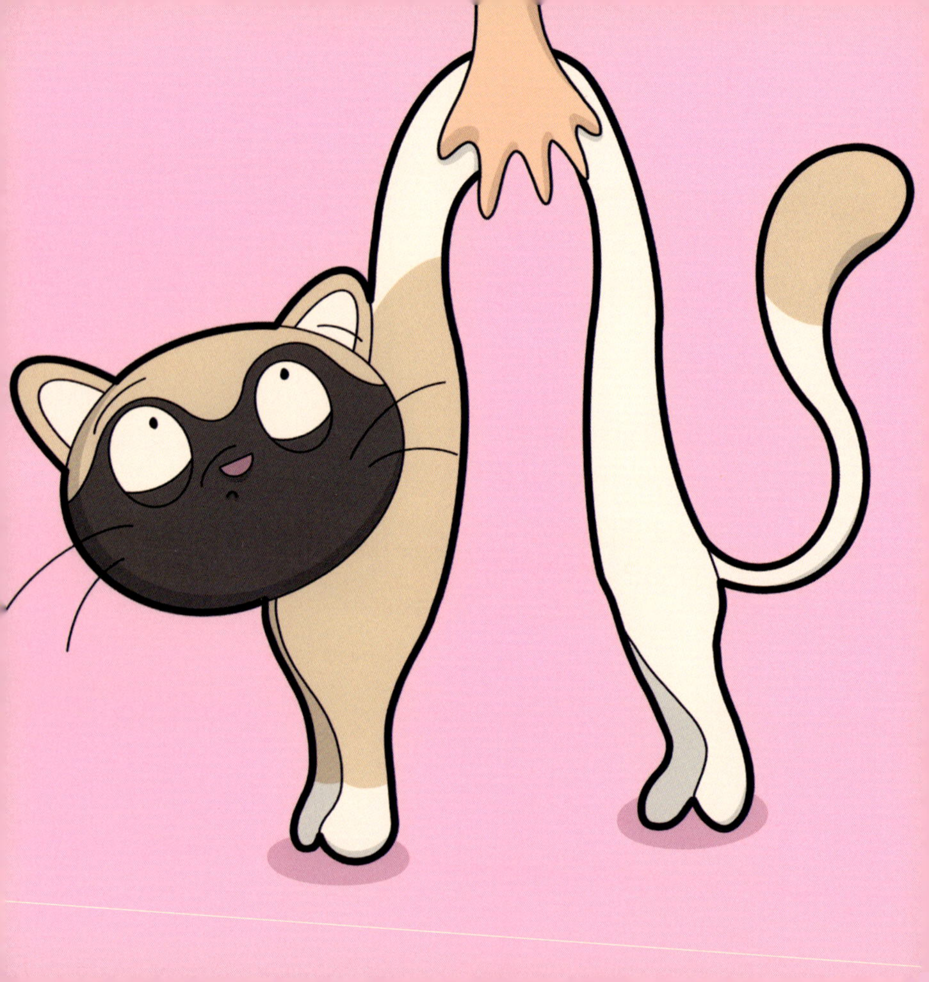

Sie sind
FLEXIBEL.

Sie vergöttern

KATZENMINZE.

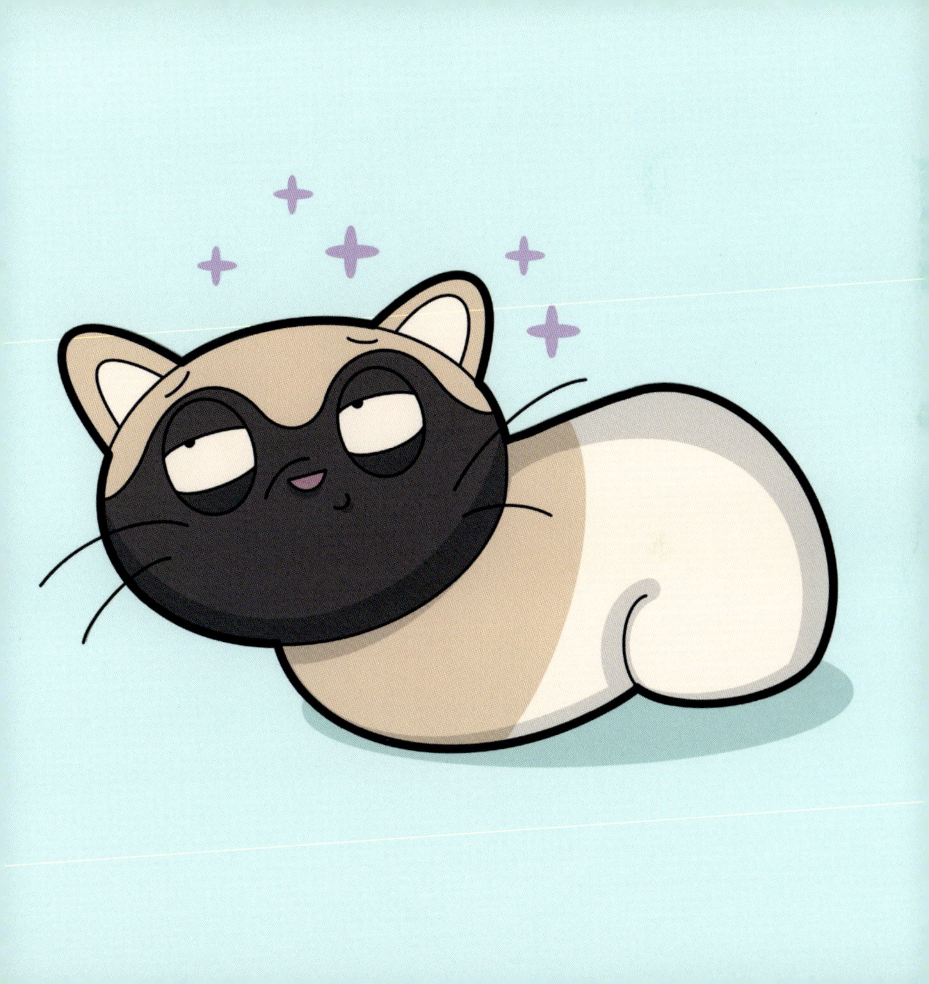

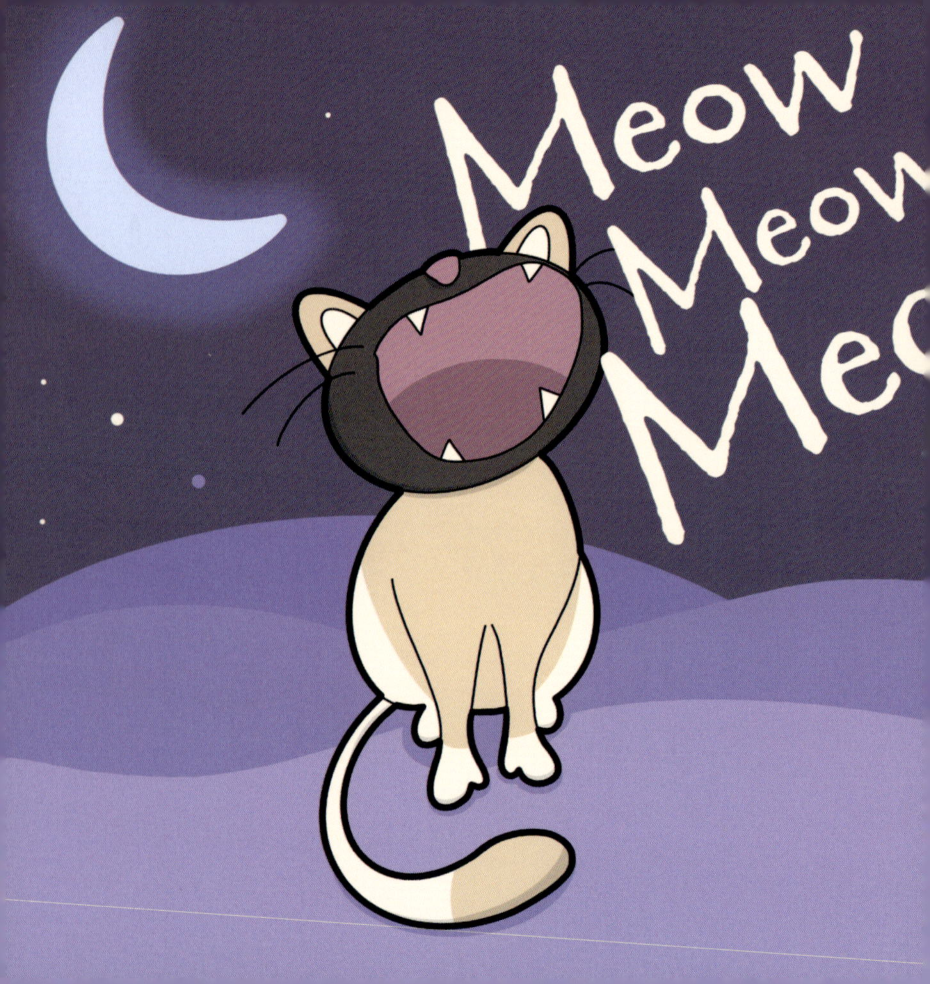
Meow
Meow
Meo

oow

Sie geben
KONZERTE.

Sie können FLIEGEN.

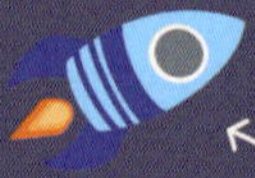

Auch ohne FLUFO

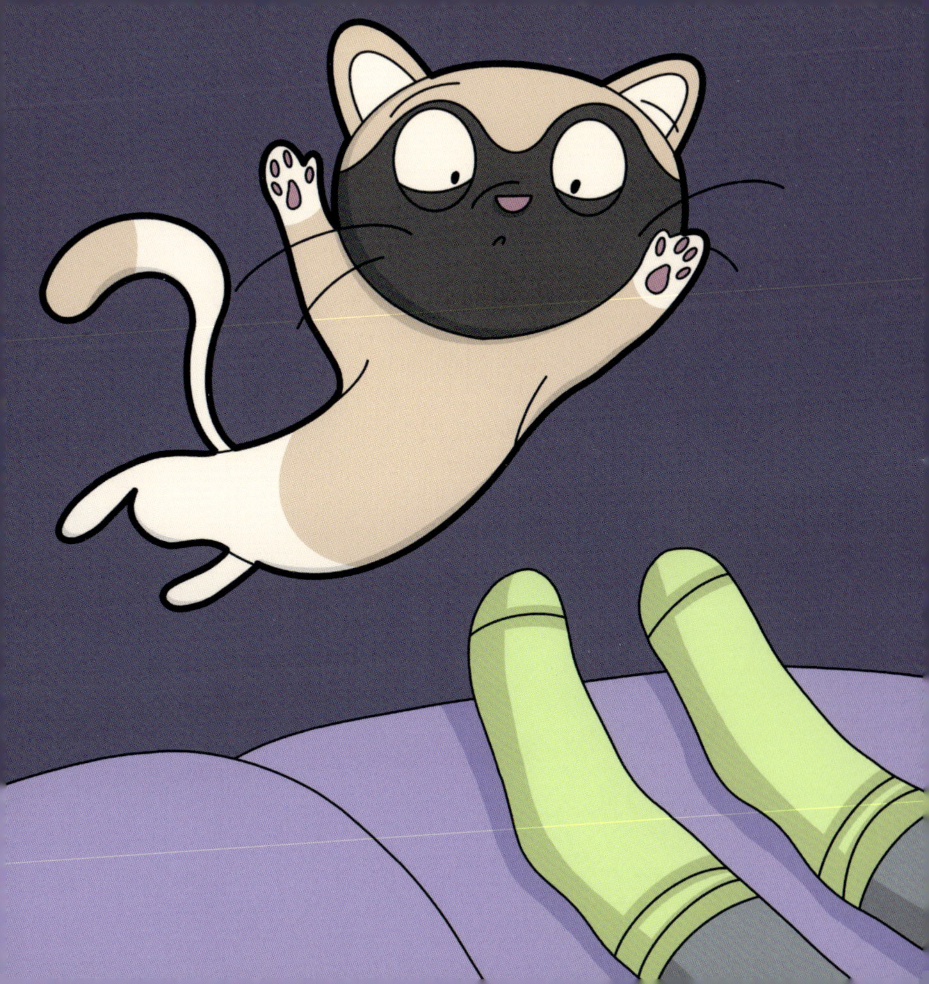

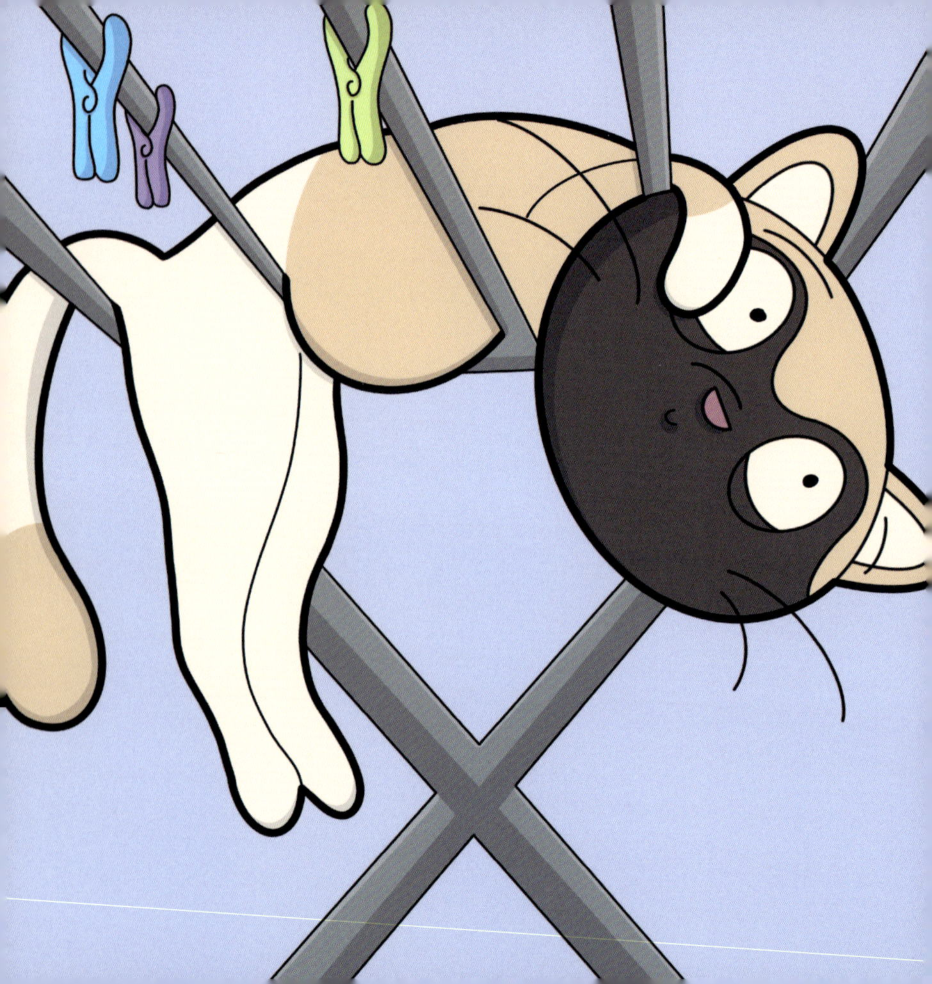

Sie wissen,
wo ihr PLATZ ist.

Sie passen in jede,
wirklich JEDE BOX.

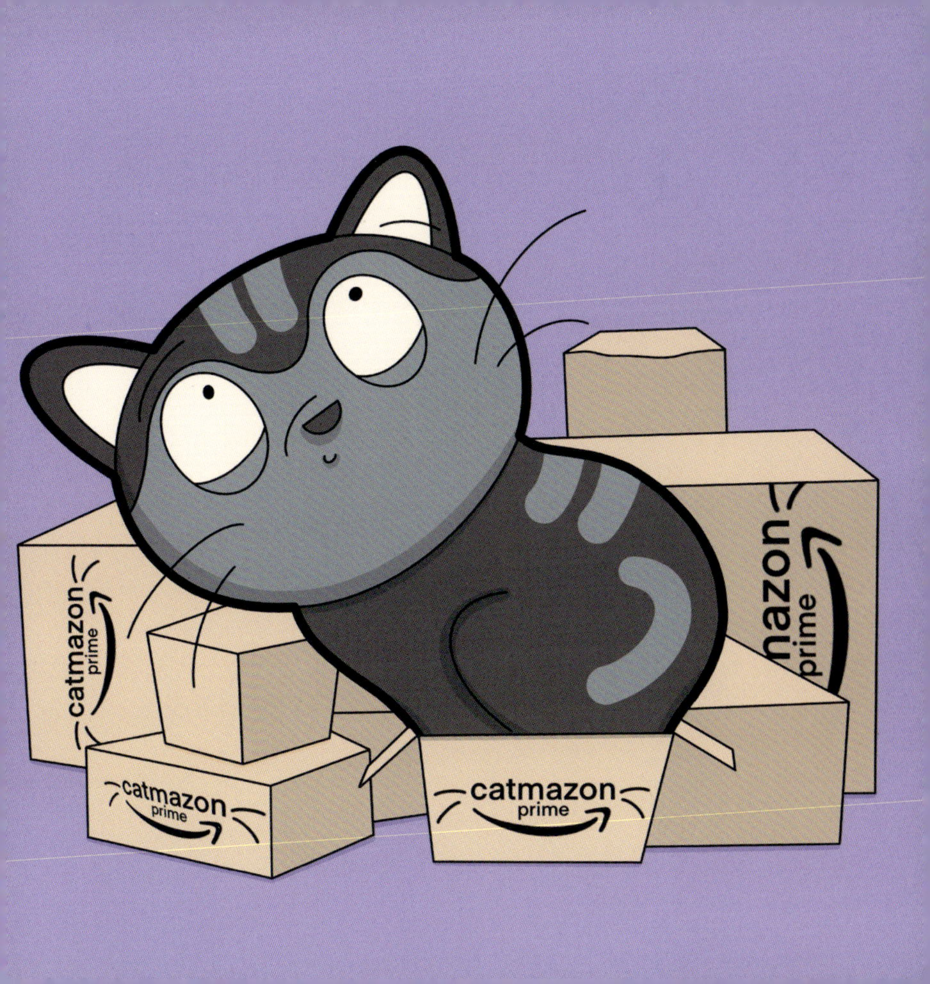
catmazon
prime
catmazon
prime
catmazon
prime

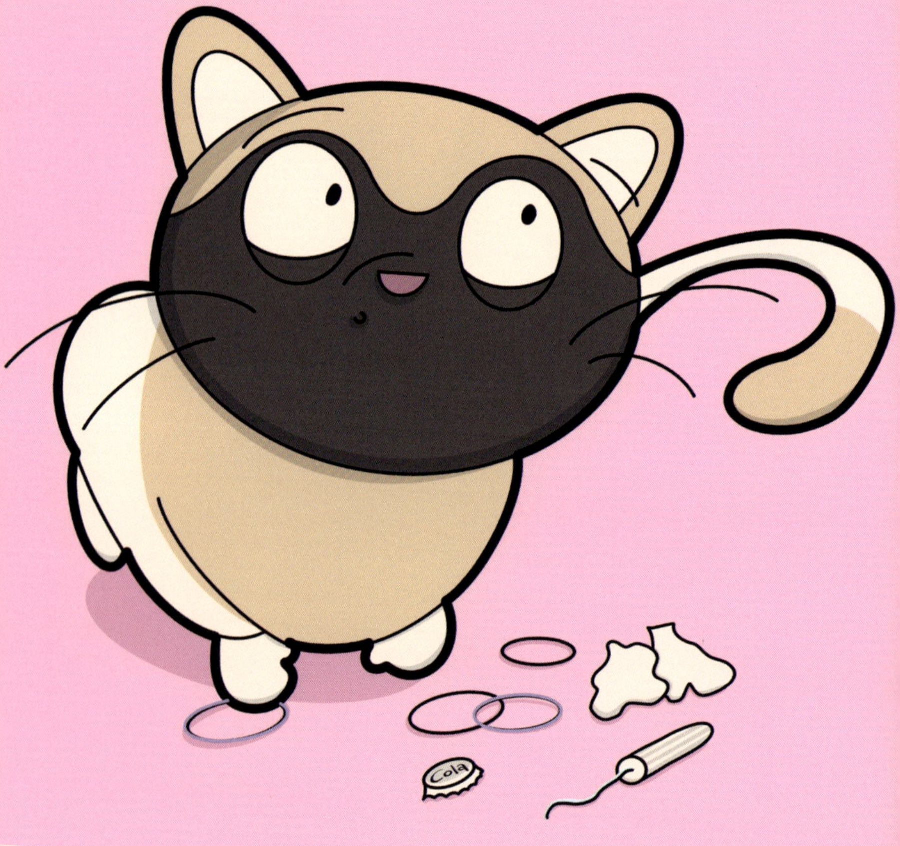
Cola

Wozu teure SPIELSACHEN?

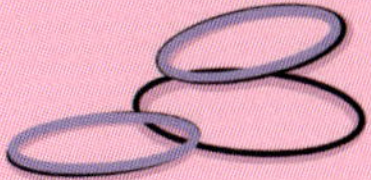

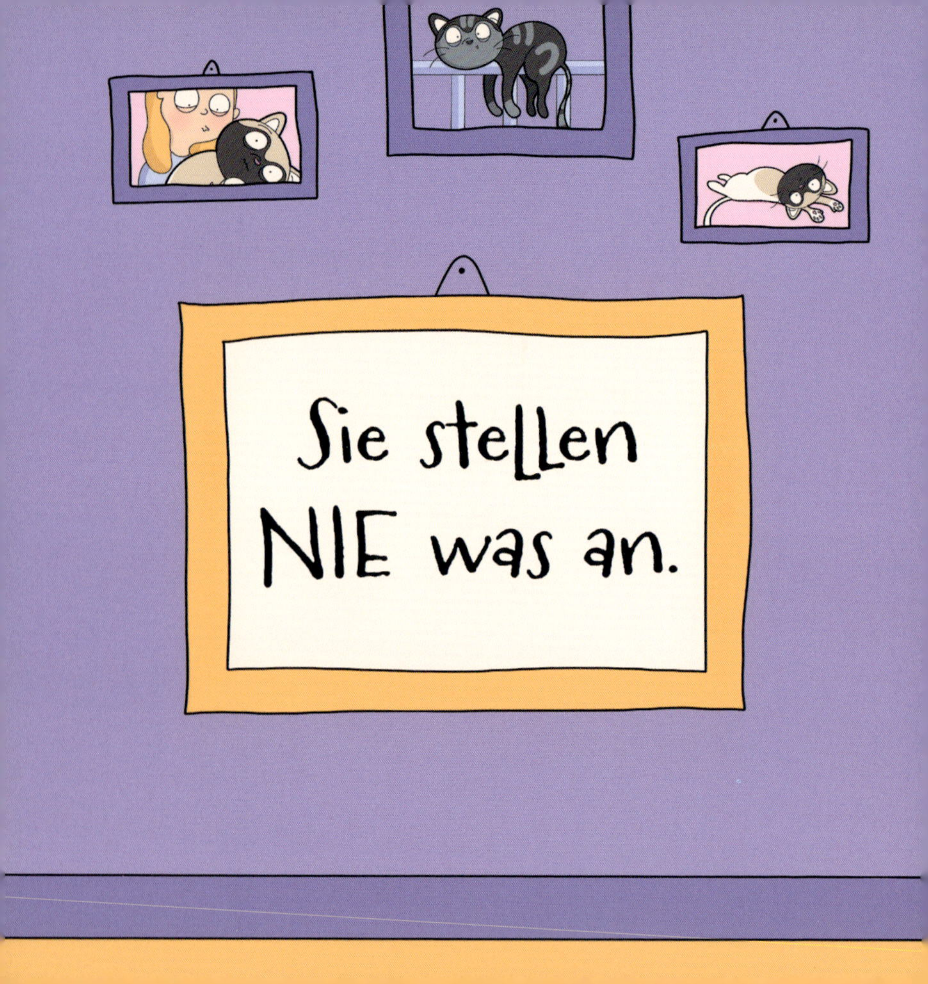
Sie stellen
NIE was an.

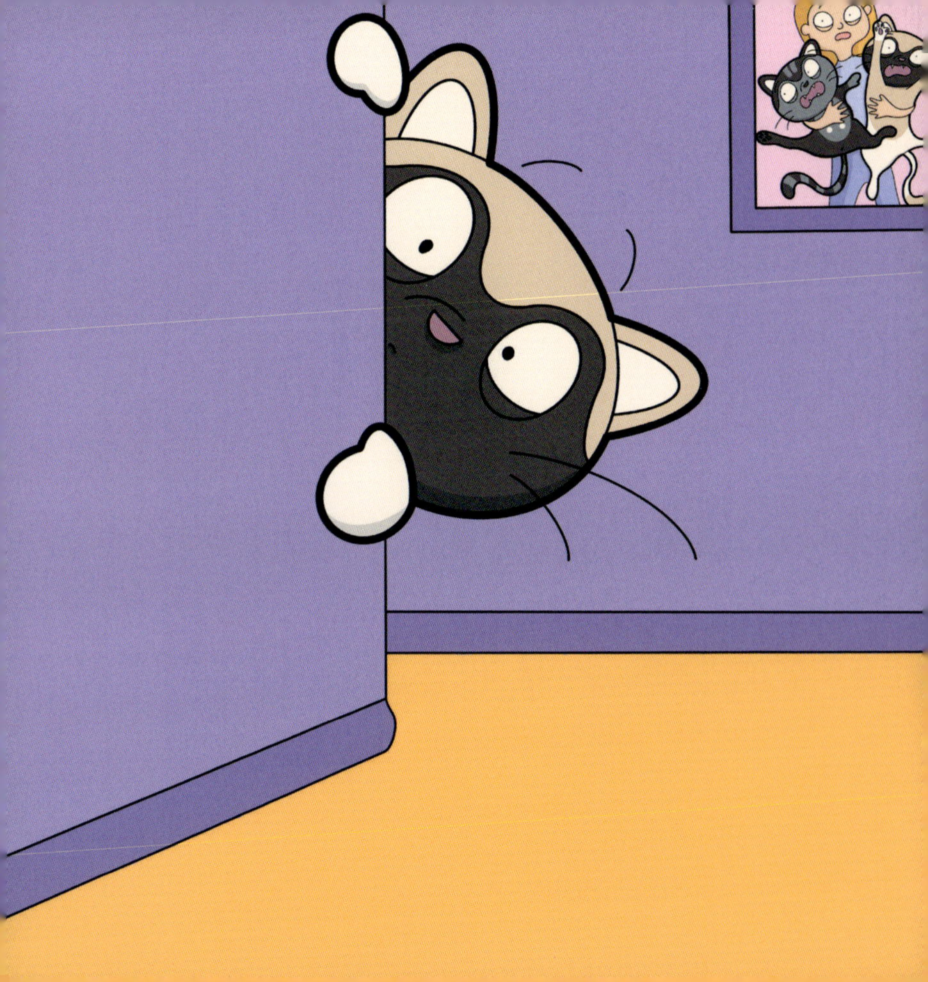

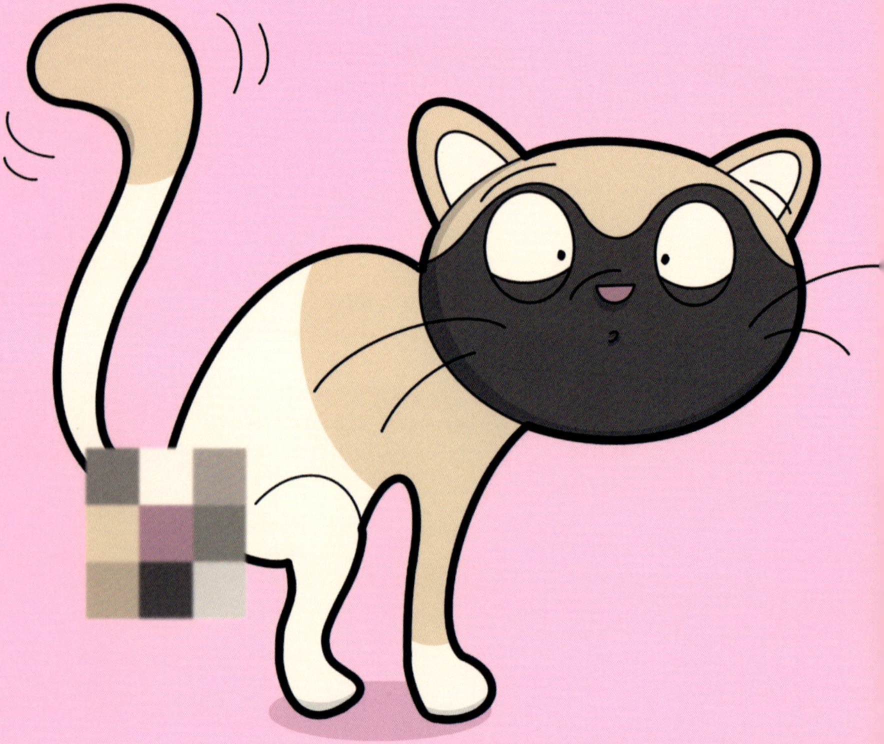

Sie sind
WÜRDEVOLL.

Sie haben eingebautes FERNLICHT.

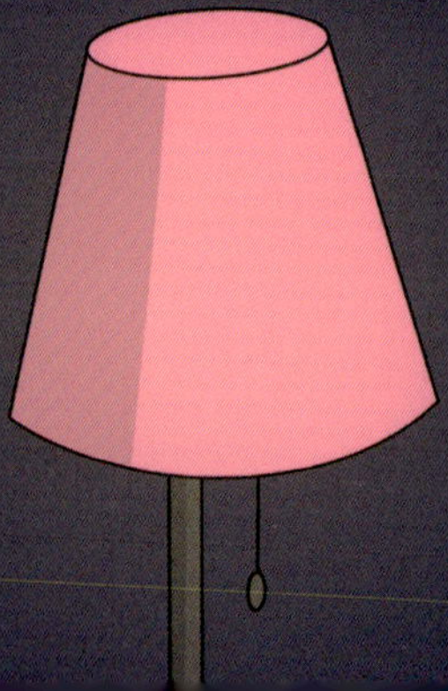

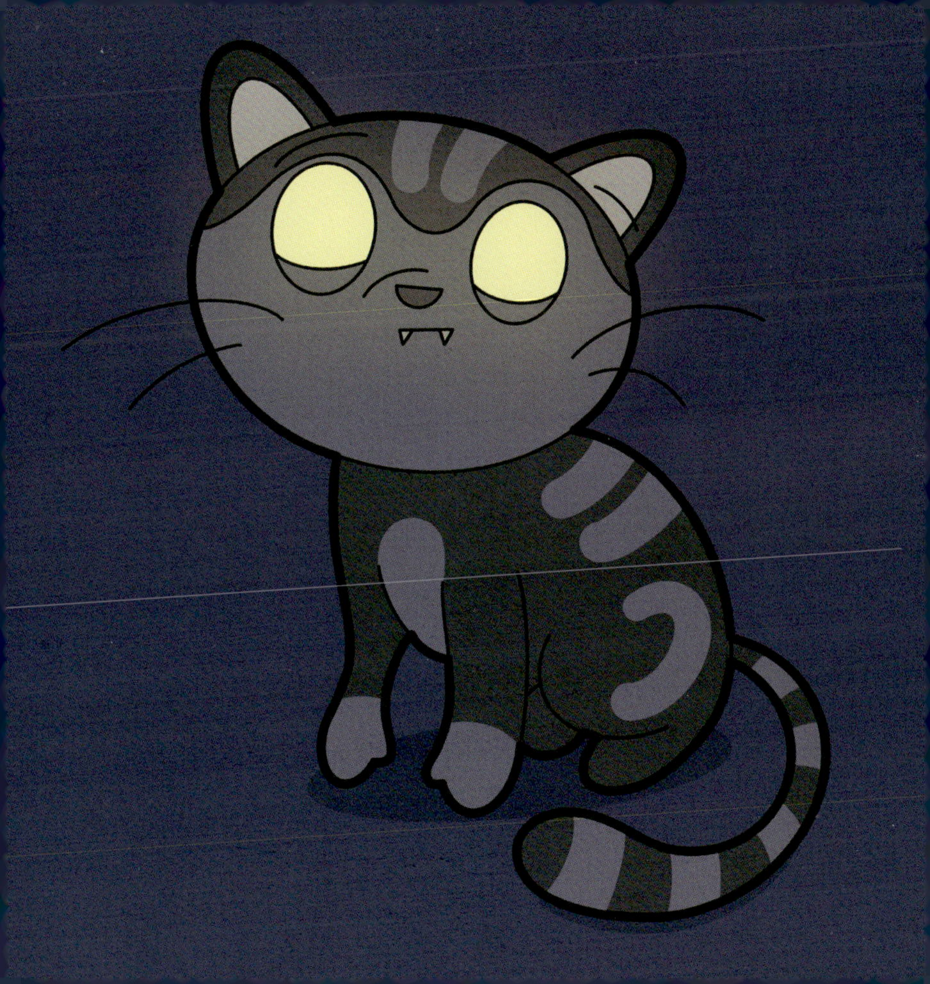

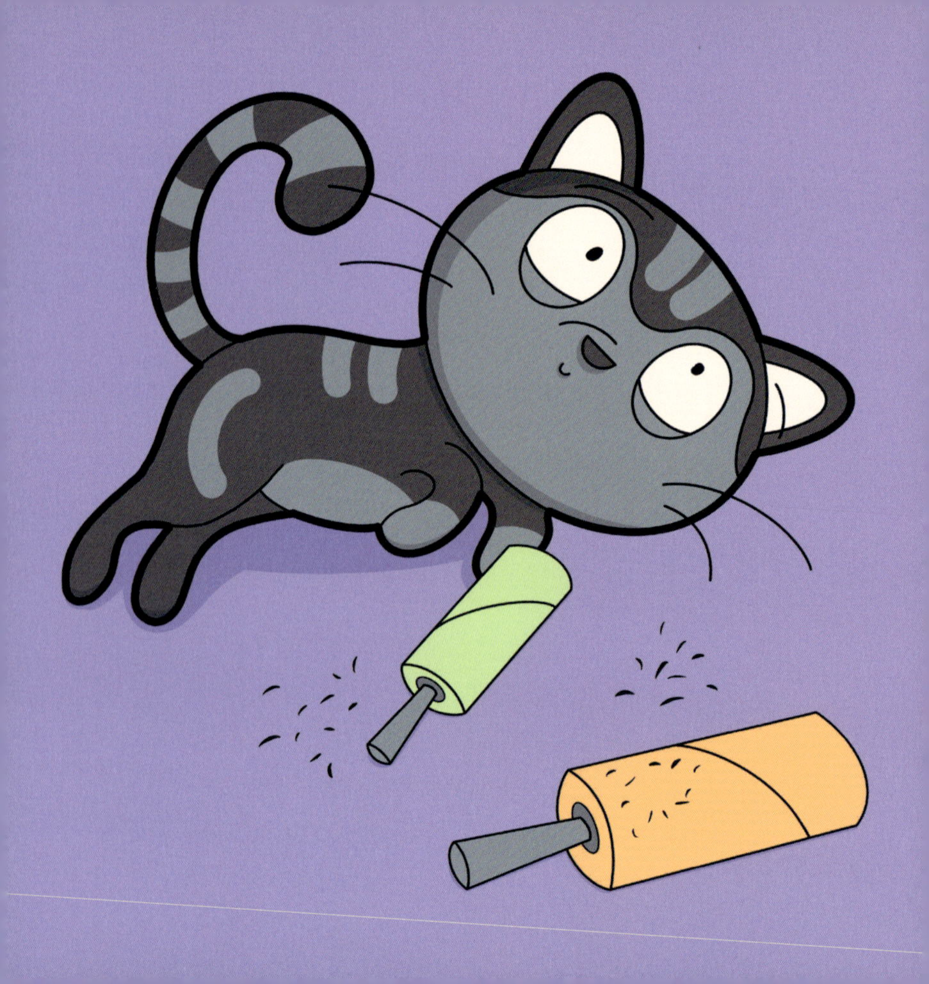

Du hast immer einen VORRAT Fusselrollen.

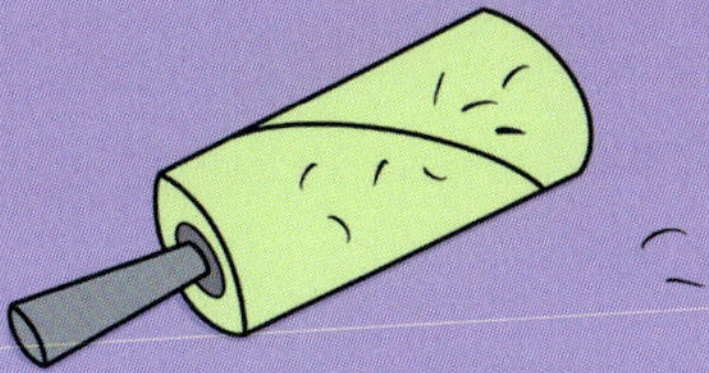

Sie respektieren deine PRIVATSPHÄRE.

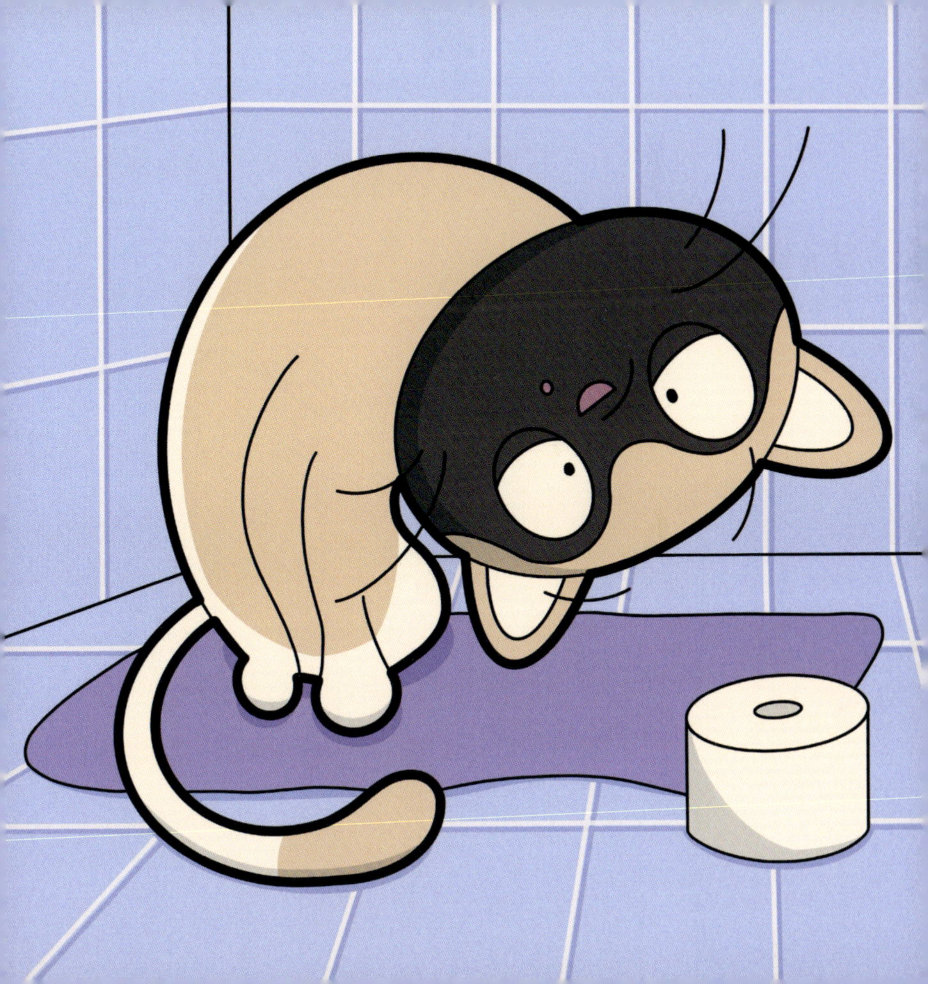

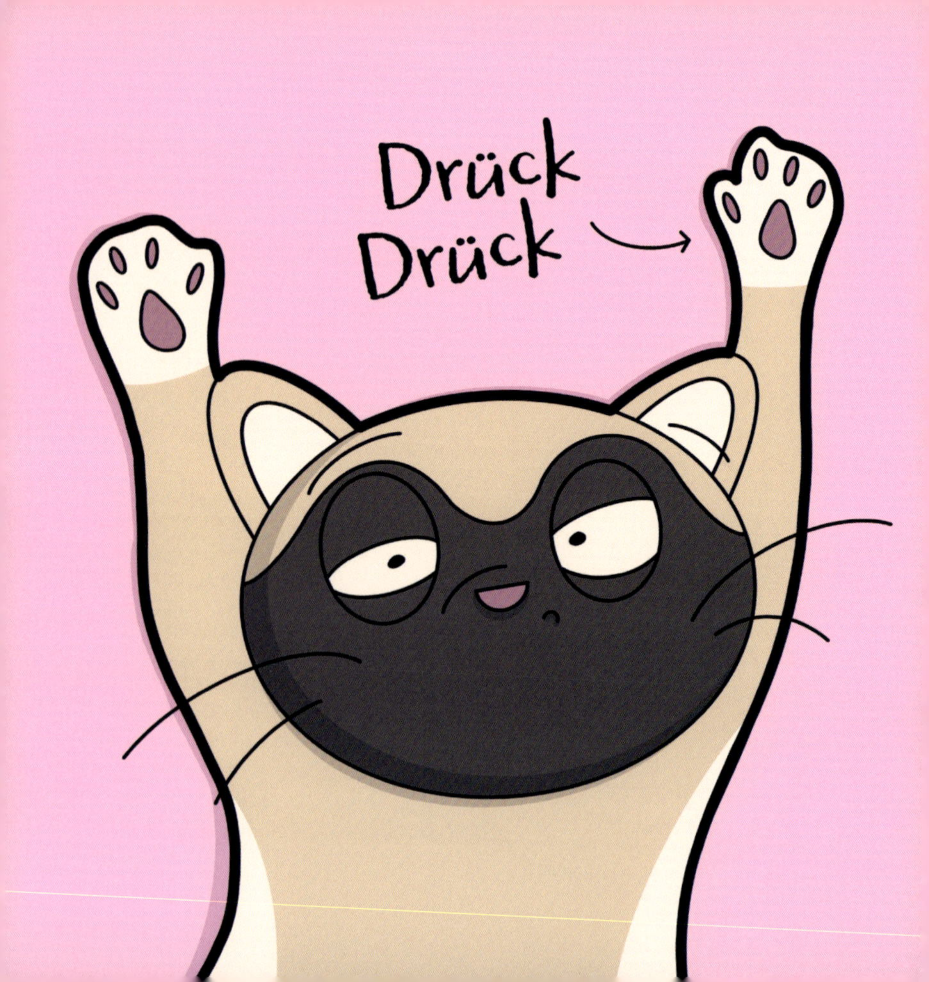
Drück
Drück

Ihre süßen
PFÖTCHEN!

Dose wird geöffnet

Sie sind überhaupt nicht NEUGIERIG.

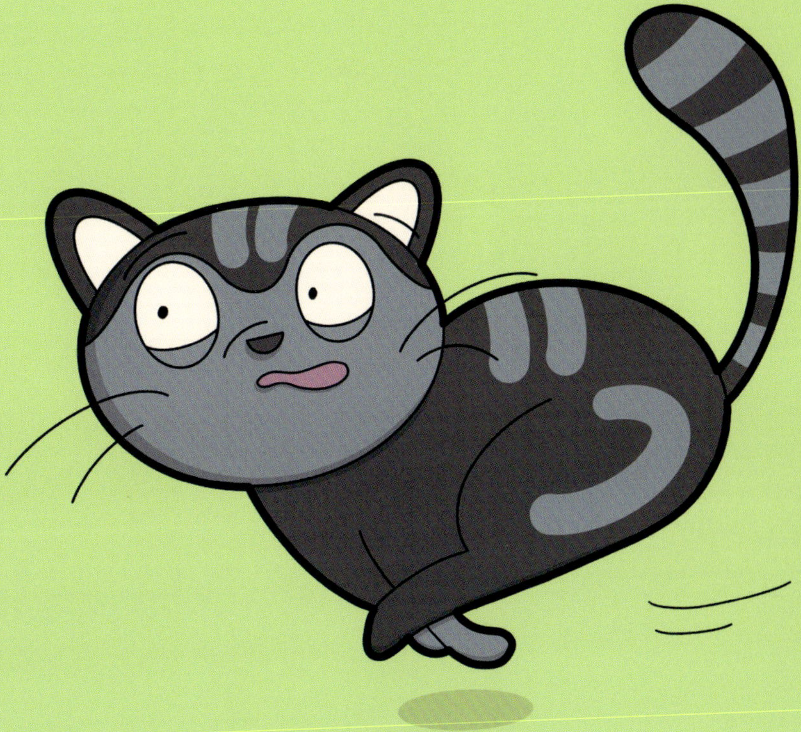

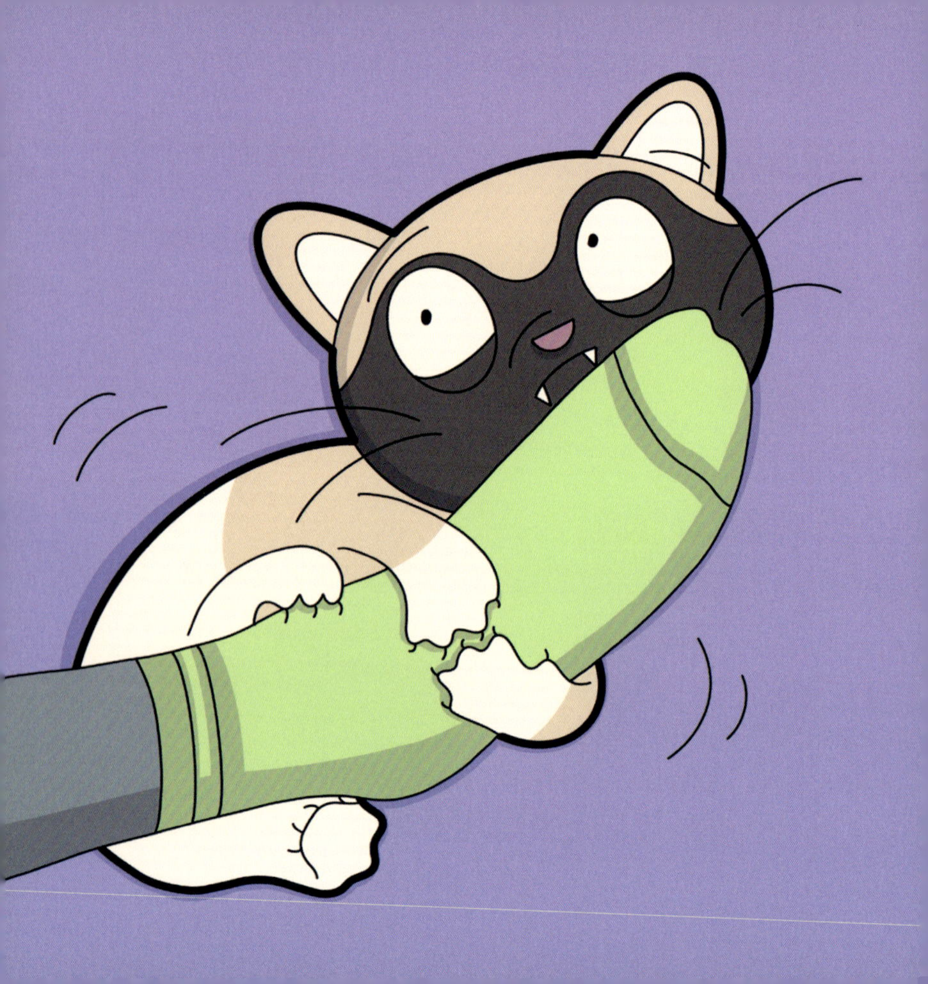

Dein Fuß =
ihr SPIELZEUG.

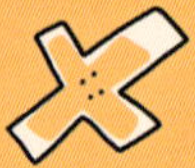

Sie lieben

TIERARZTBESUCHE.

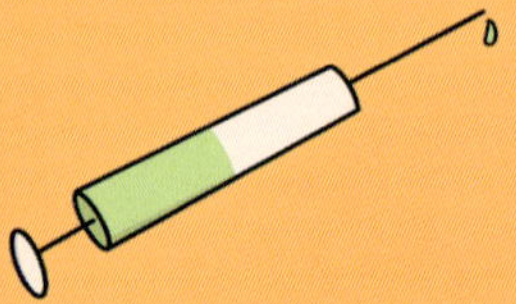

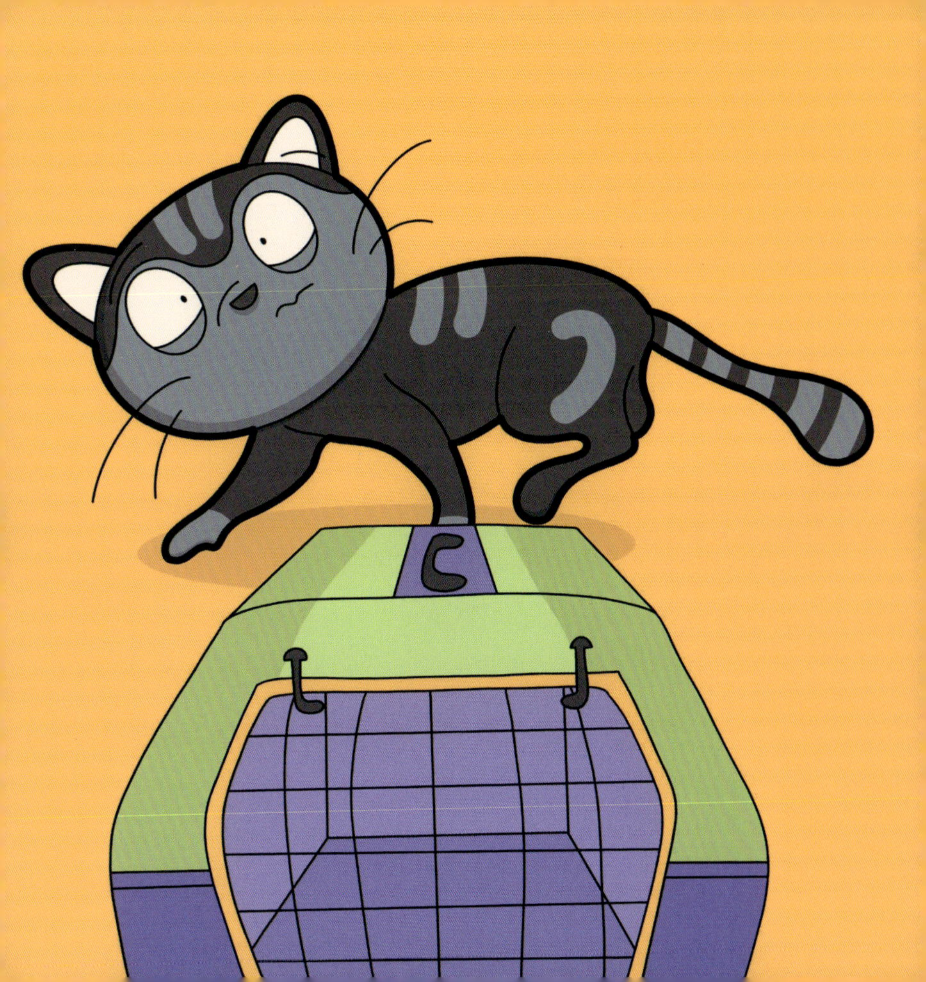

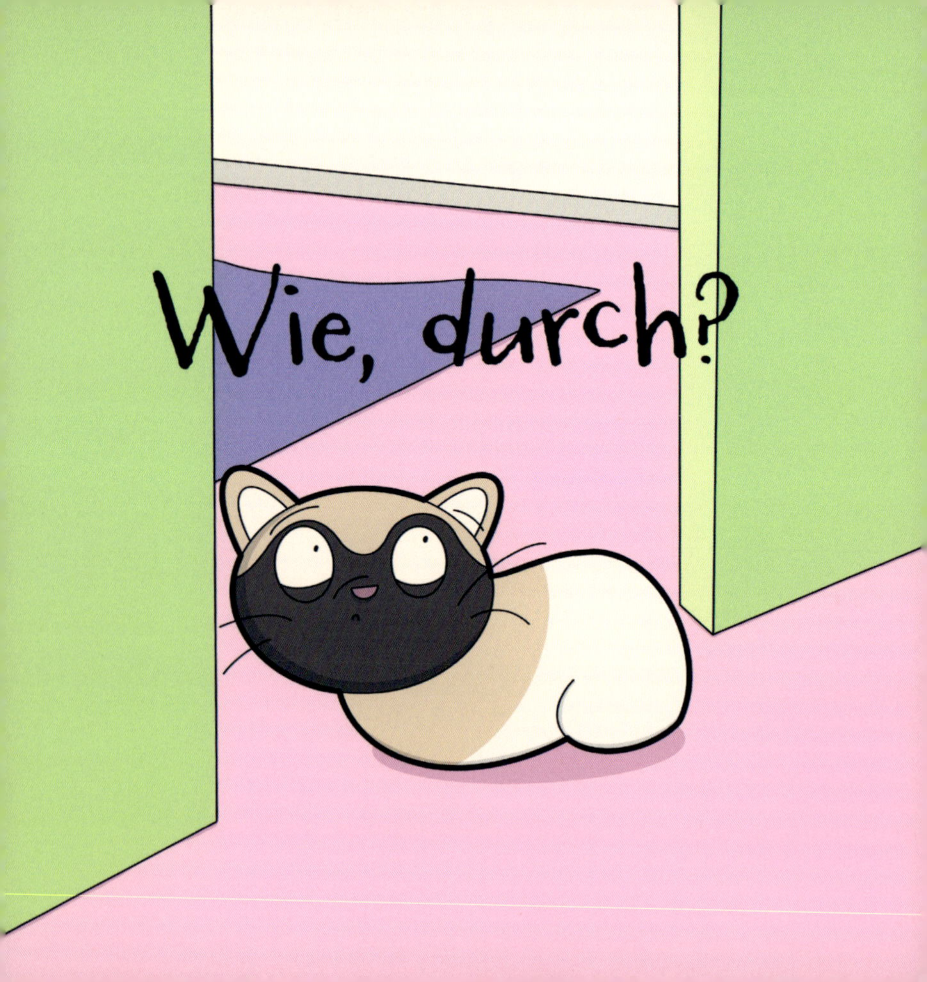
Wie, durch?

Sie sind
NIE im Weg.

Sie mögen
SCHNEE.

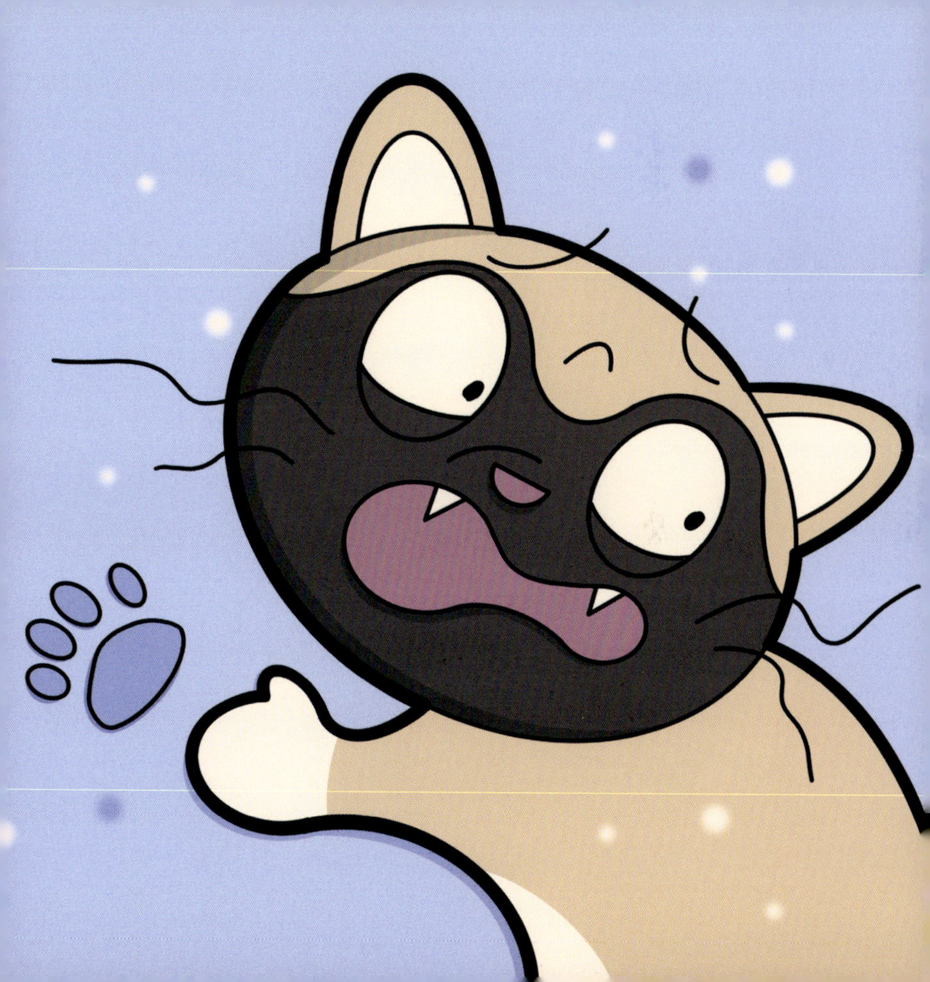

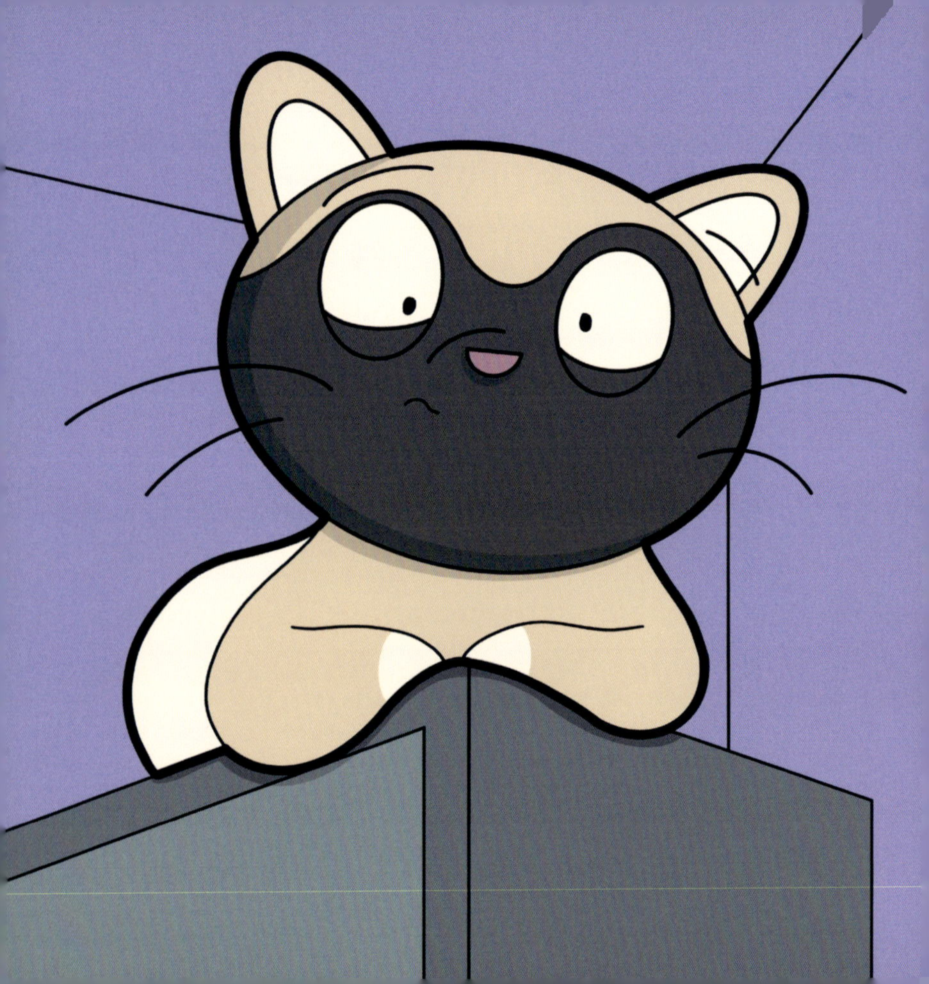

Sie verurteilen
dich NIE.

Sie sind immer

BRAV.

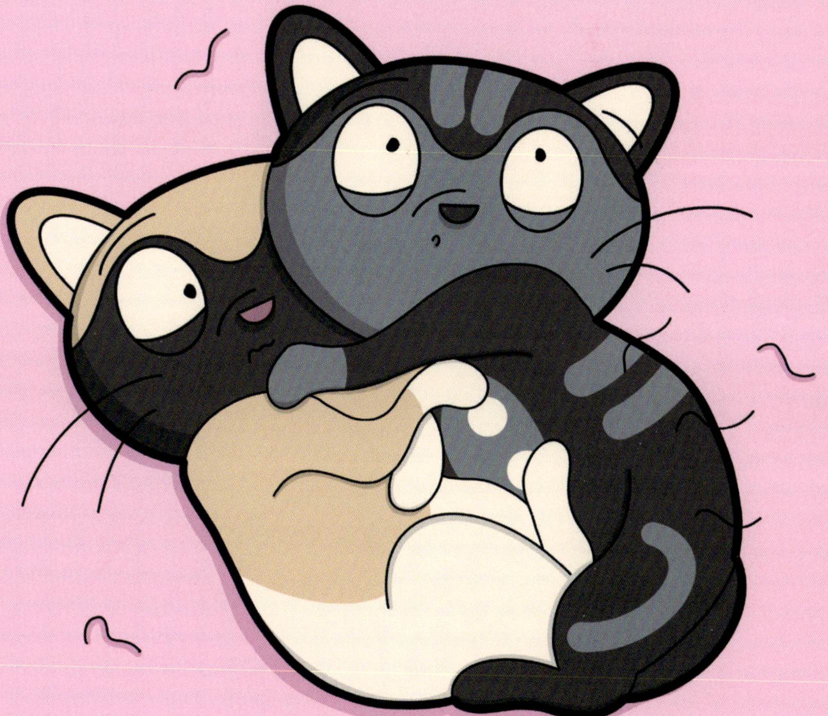

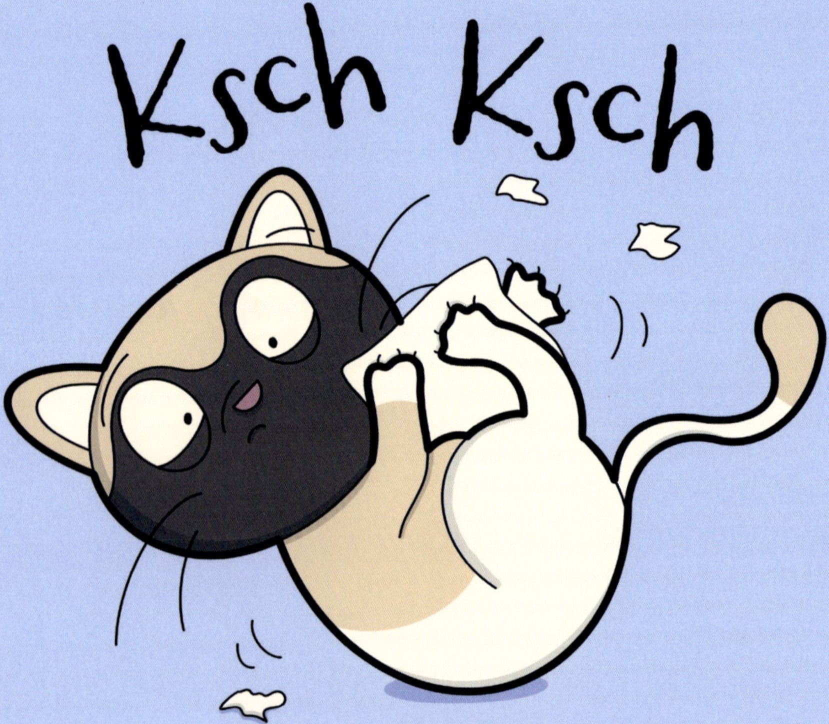
Ksch Ksch

Sie gehen NIE an wichtige Unterlagen.

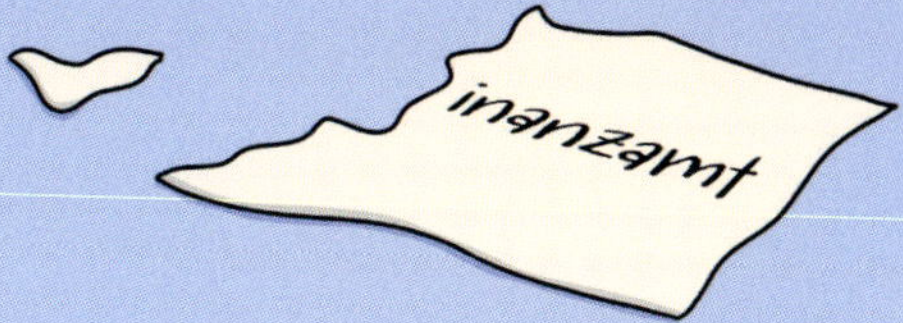

Awwww und

AWWWW.

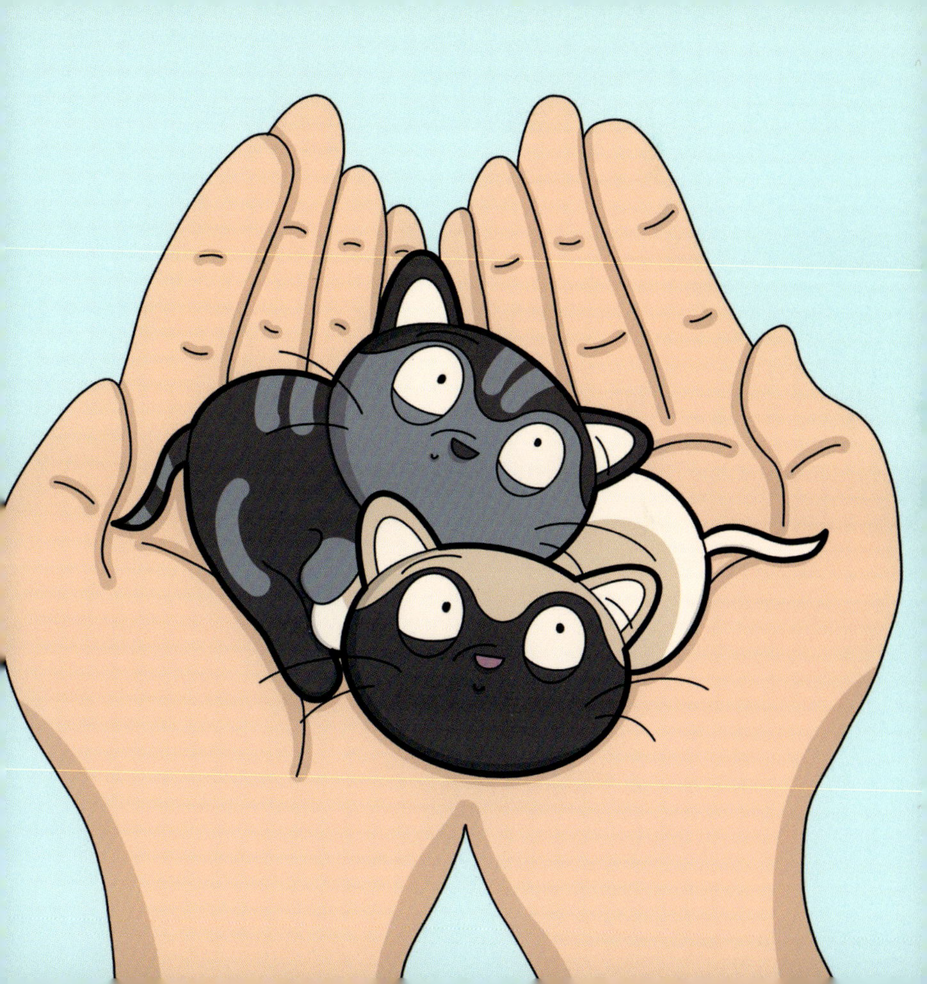

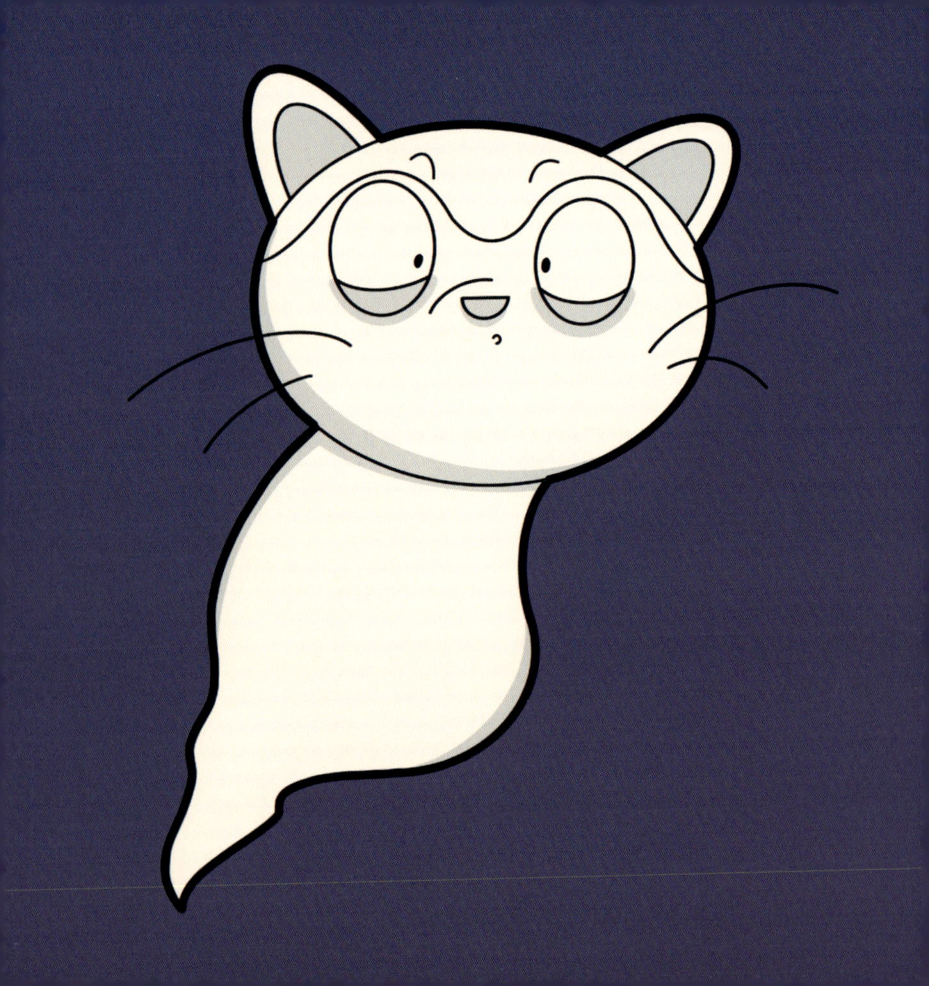

Sie starren stundenlang ins LEERE.

Sie schlafen
wie ENGEL.

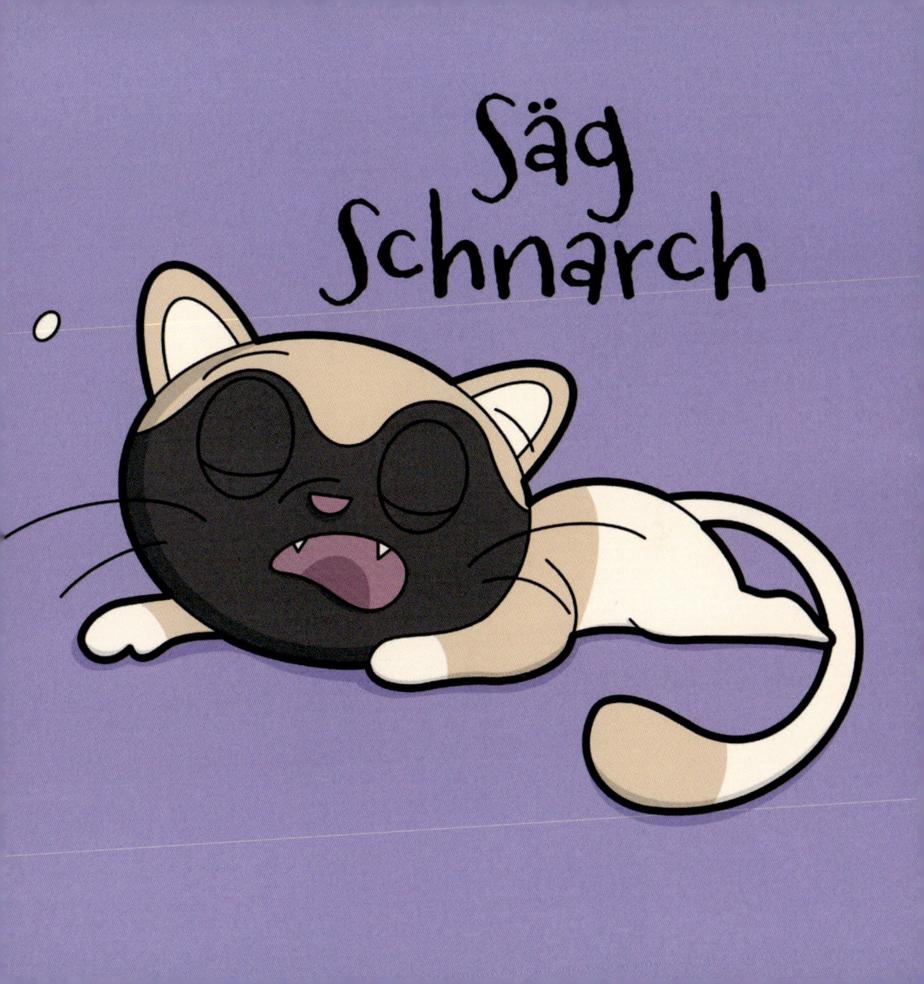
Säg
Schnarch

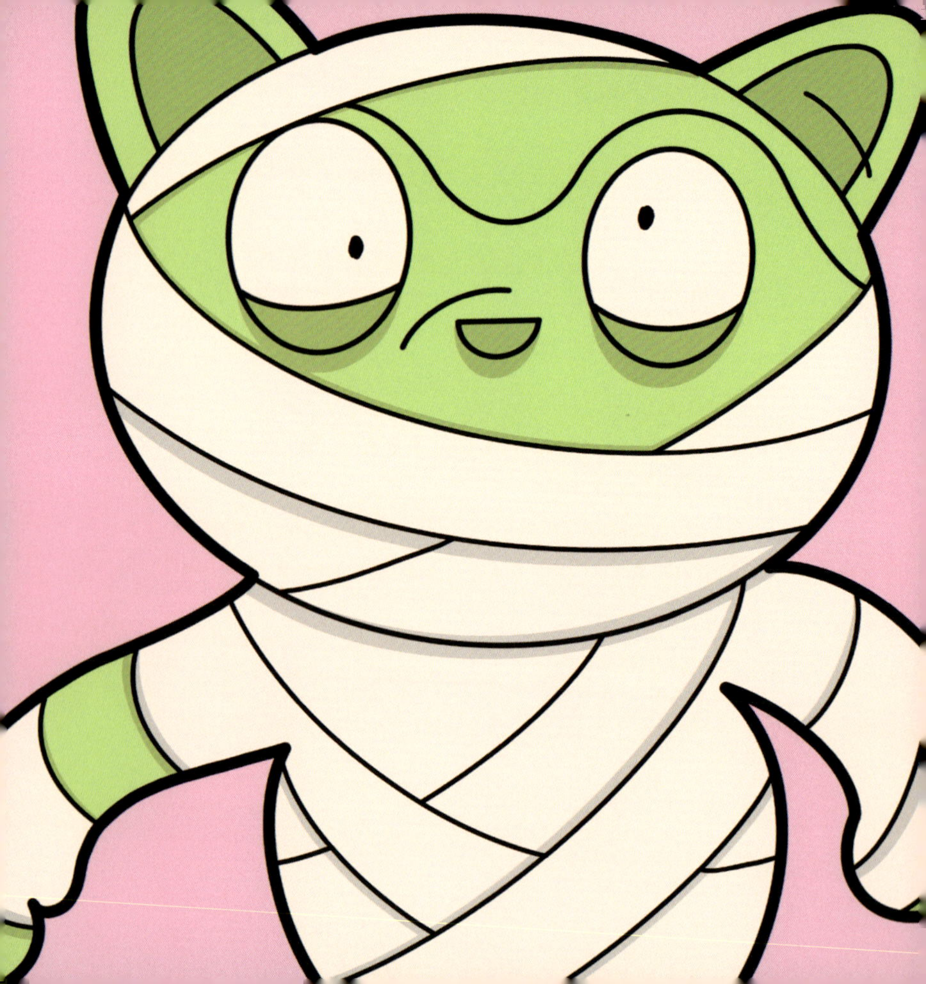

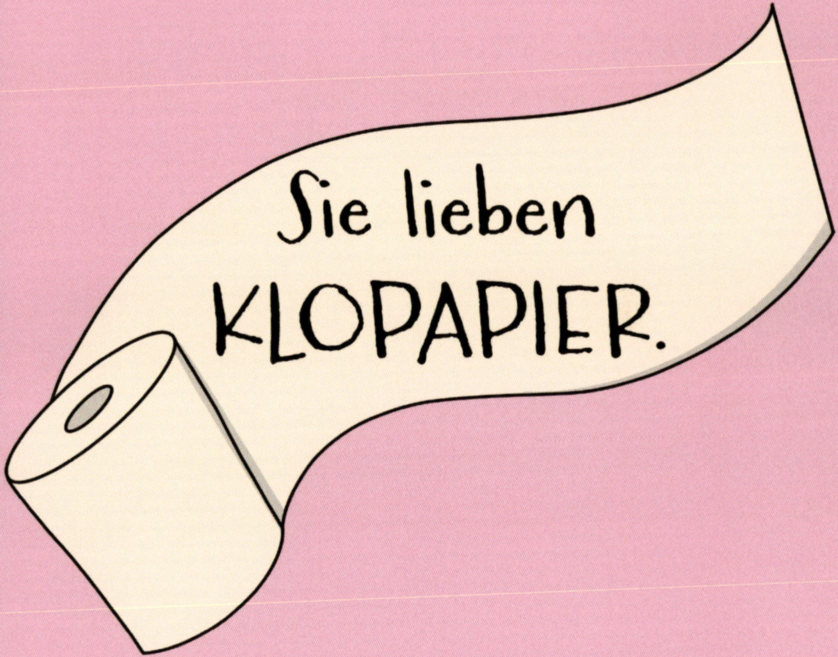
Sie lieben
KLOPAPIER.

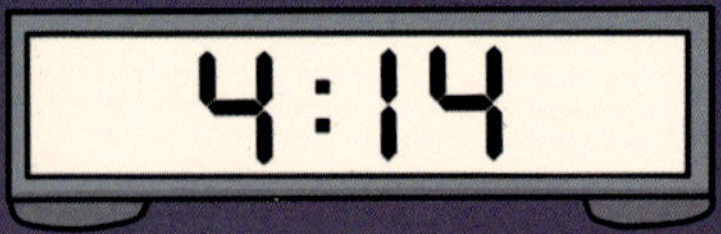

Sie wecken dich
stets BEHUTSAM.

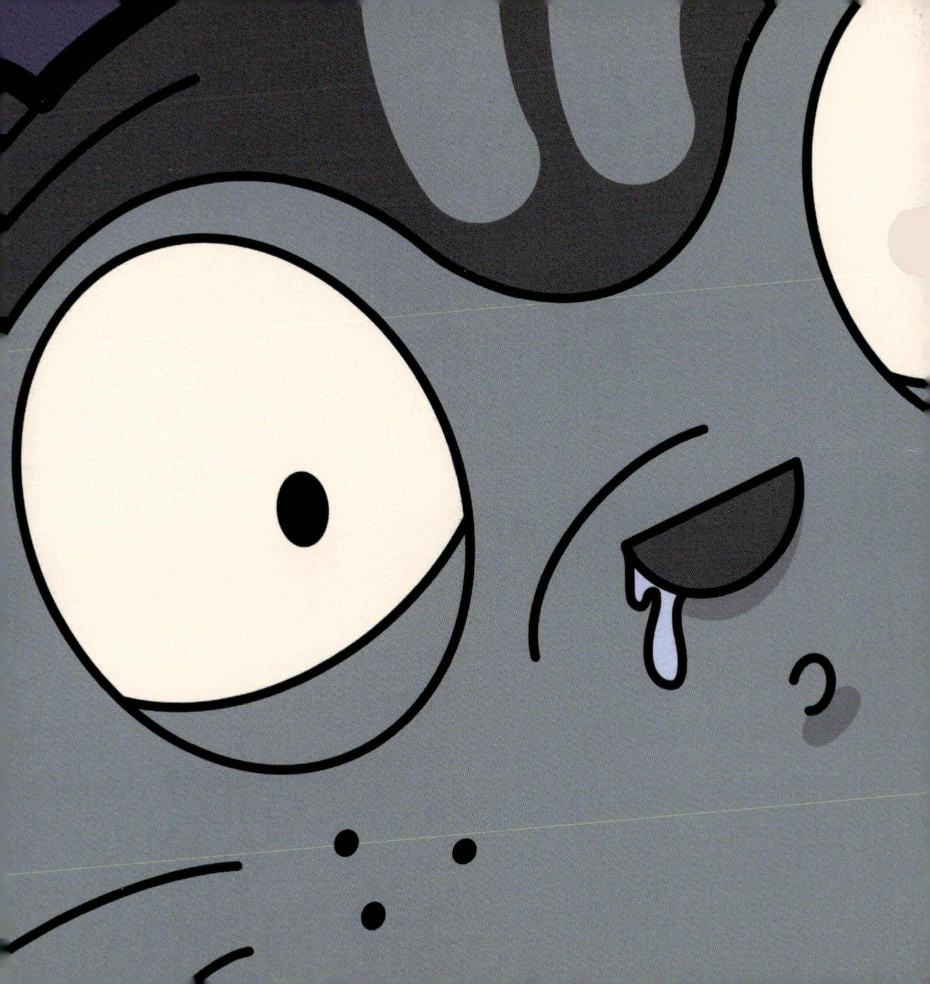

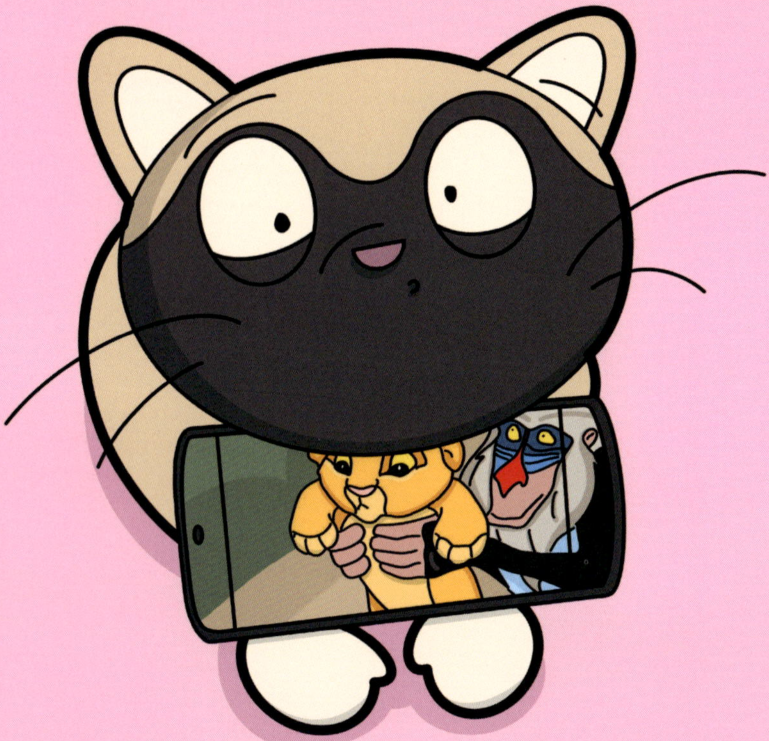

Sie sind unheimlich PRAKTISCH.

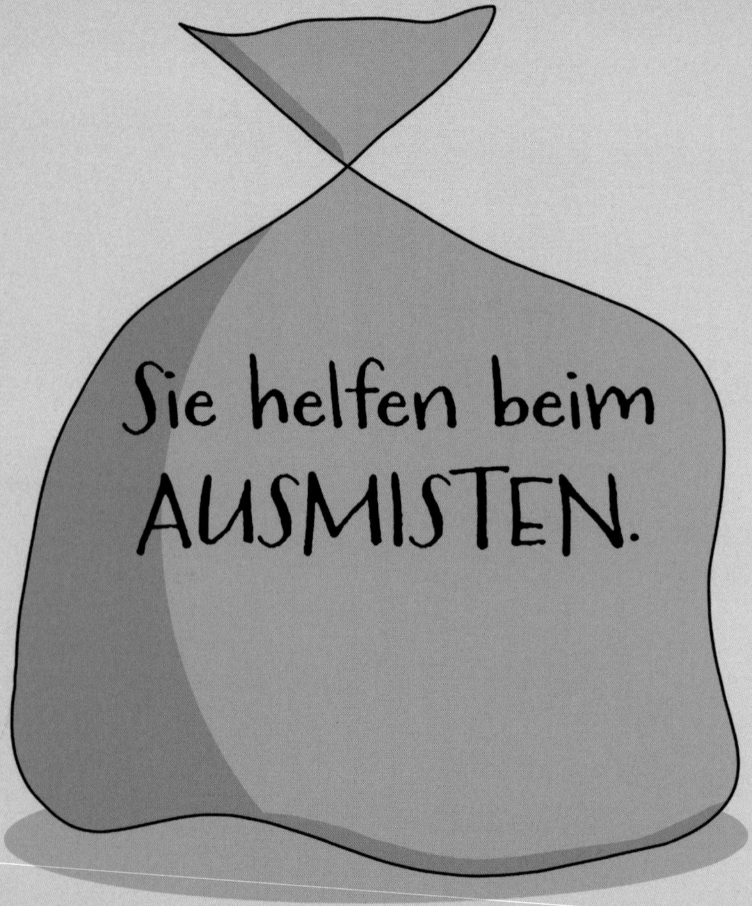
Sie helfen beim
AUSMISTEN.

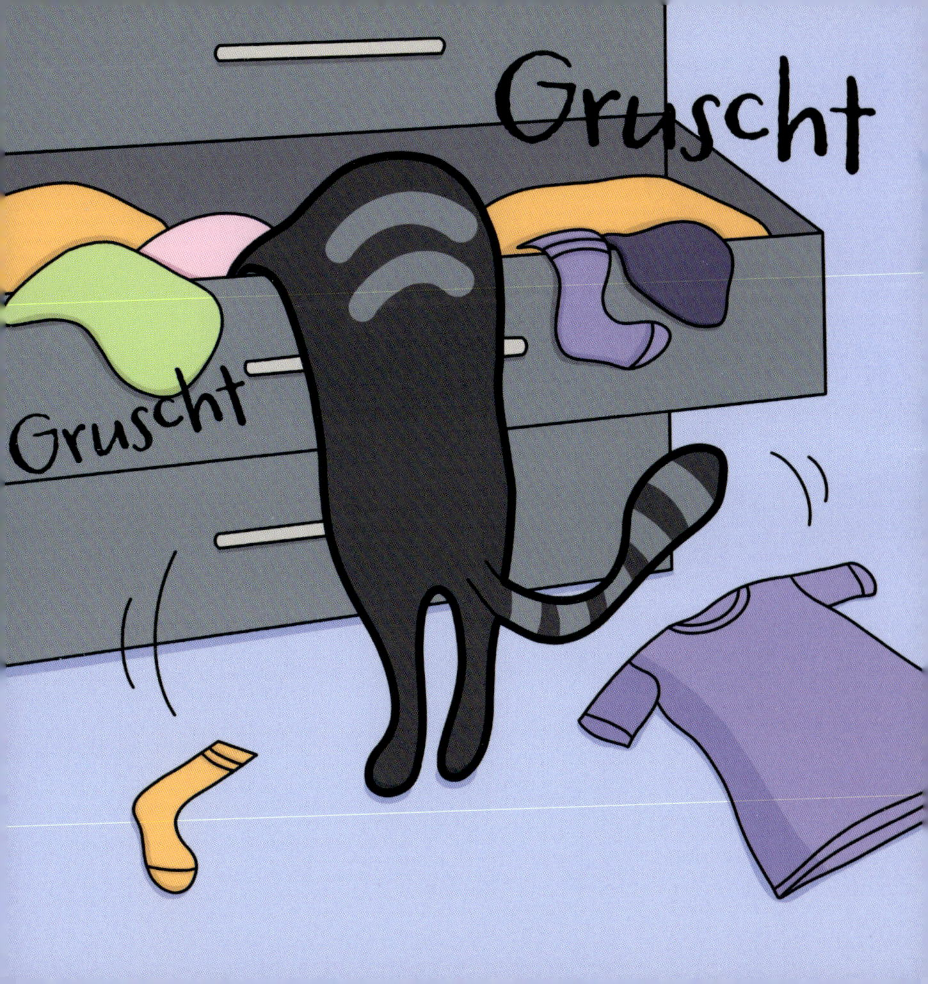
Gruscht
Gruscht

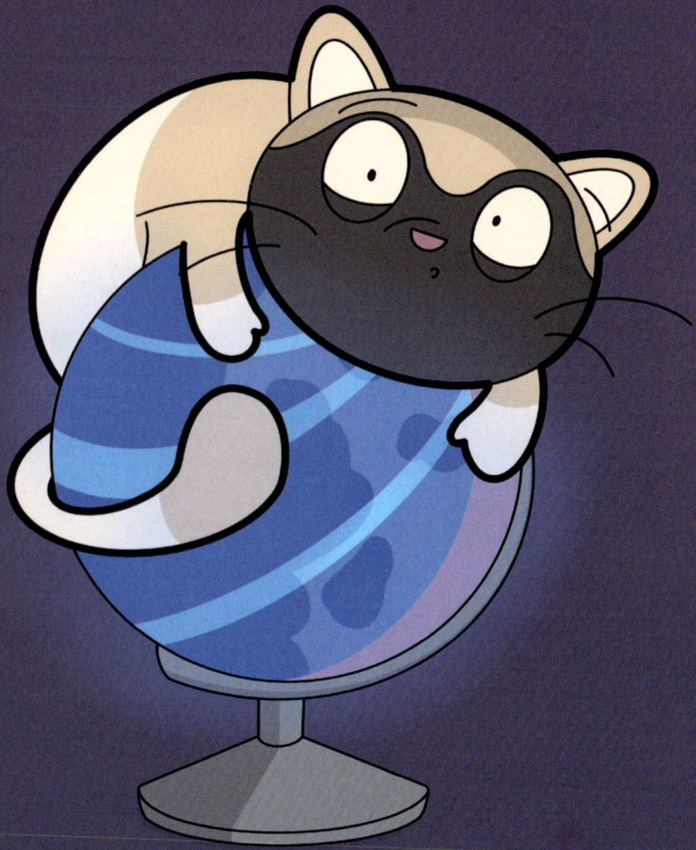

Sie haben schon die WELT erobert ...

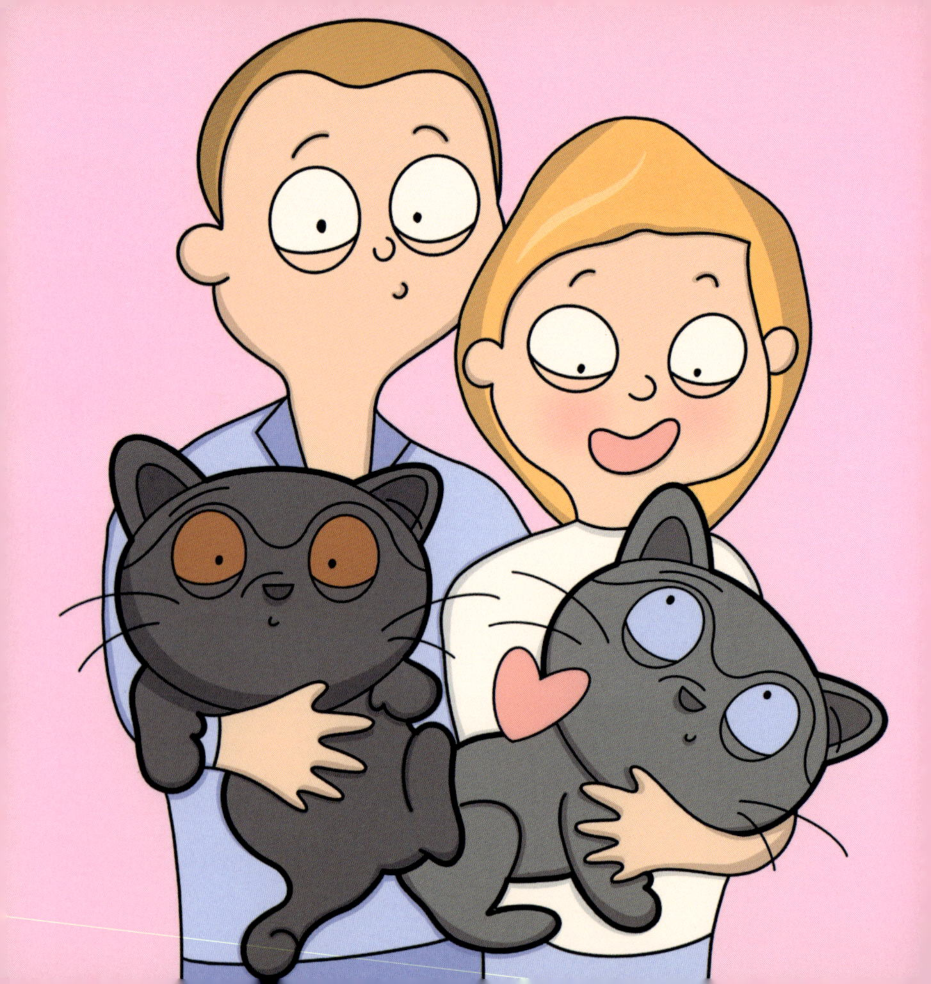

… und DEIN HERZ
doch auch, oder?

Dass sich das merkwürdige Verhalten von Katzen am besten dadurch beschreiben lässt, dass sie Aliens sind, fiel Katharina Höhmann schon vor einigen Jahren auf, als sie ihre beiden Kater Puschel und Tigger bei sich zu Hause aufnahm. Gemeinsam mit ihrem Mann startete Katharina Ende 2020 den Katztronauten Kanal auf Facebook und Instagram und konnte seither etliche Katzenfans für sich begeistern.

Katharina arbeitet als Kreativdirektorin und Illustratorin. Sie lebt mit ihrem Mann und den beiden Katztronauten in Stuttgart.

Du willst mehr erfahren?
katztronauten.de

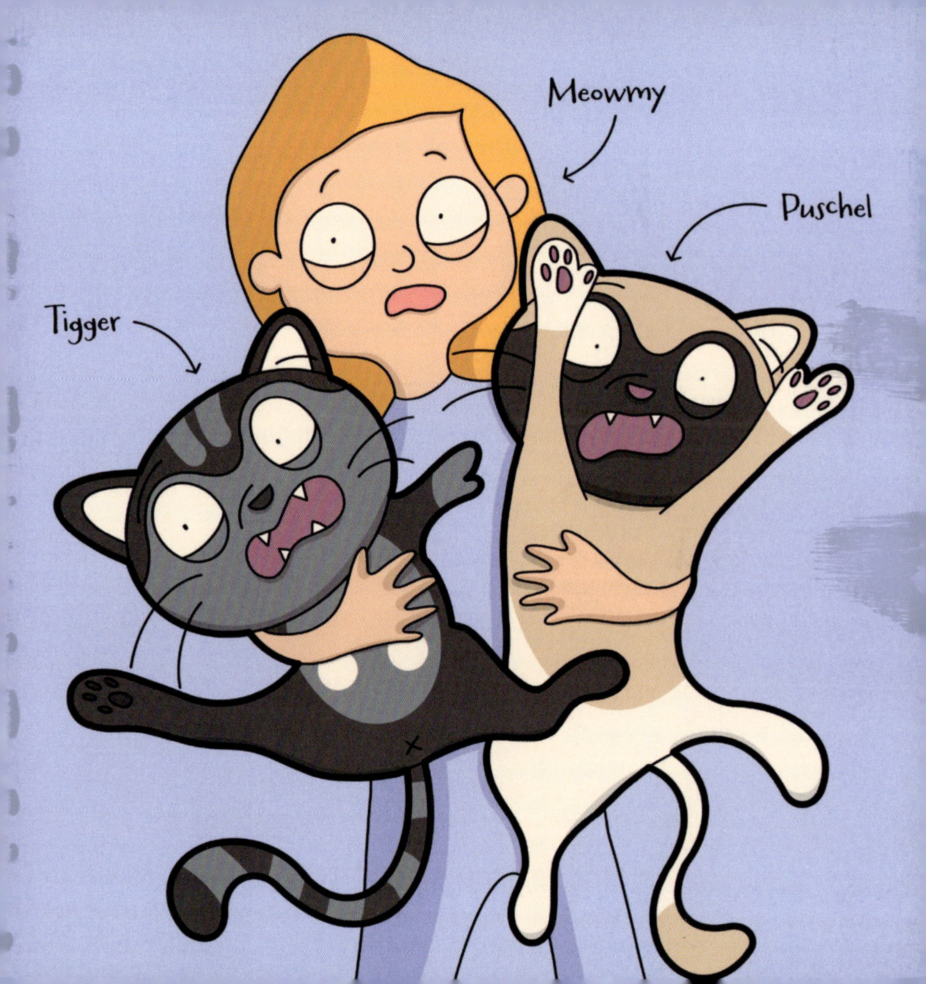
Meowmy
Puschel
Tigger

Bibliografische Information der Deutschen Bibliothek.

Die Deutsche Bibliothek verzeichnet diese Publikation in der Deutschen Nationalbibliografie.
Detaillierte bibliografische Daten sind im Internet über http://www.dnb.de/ abrufbar.

EIN BUCH DER EDITION MICHAEL FISCHER

1. Auflage 2022

Illustrationen und Texte: Katharina Höhmann
Lektorat und Produktmanagement:
Marlen Kleinhans, Mareike Schlensog
Covergestaltung: Katharina Höhmann,
Katharina Bittel
Layout und Satz: Katharina Bittel

ISBN 978-3-7459-1010-0

Gedruckt bei Polygraf Print, Čapajevova 44,
08001 Prešov, Slowakei

www.emf-verlag.de

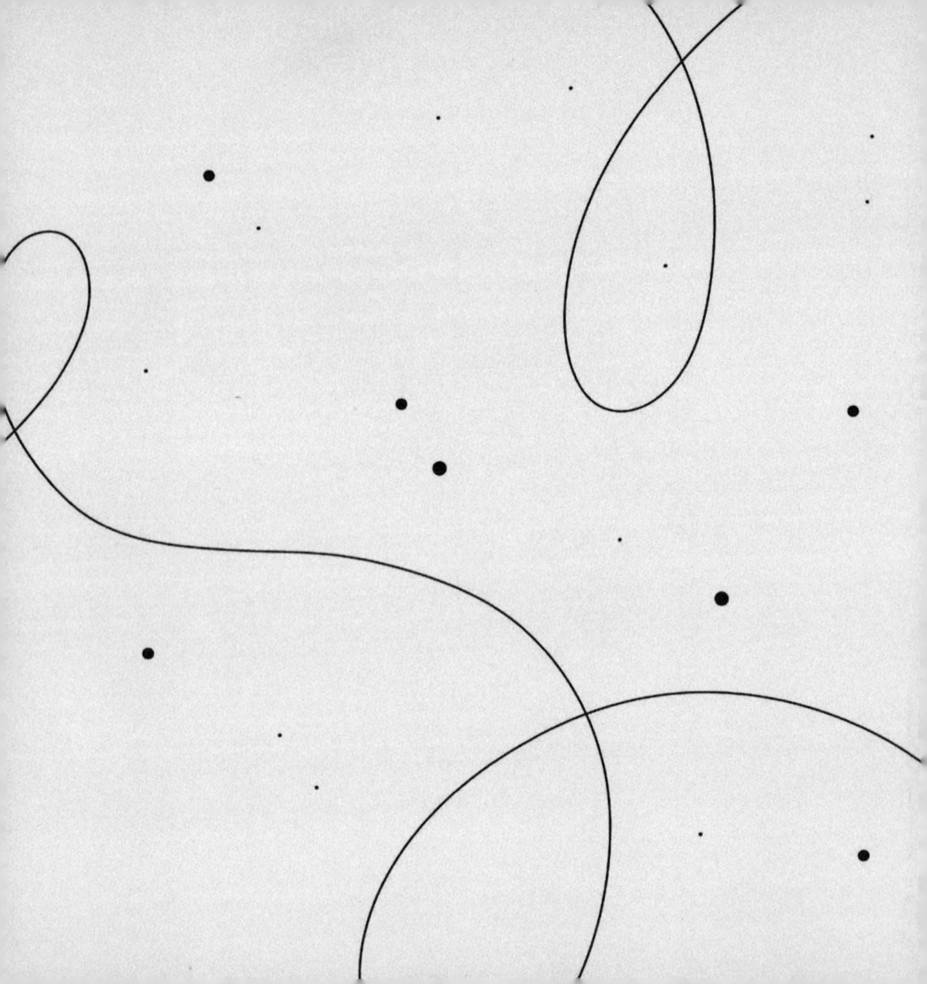